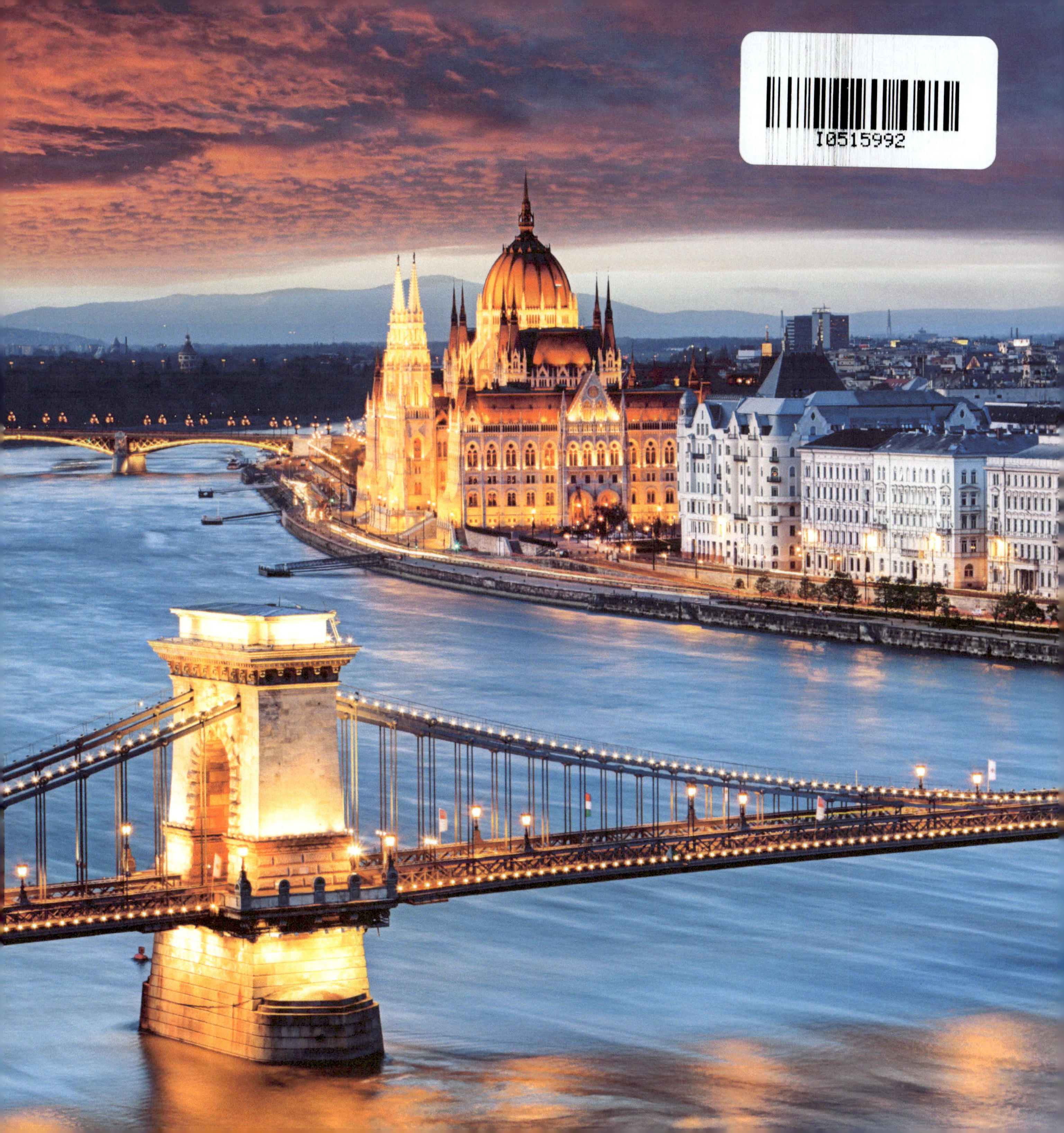

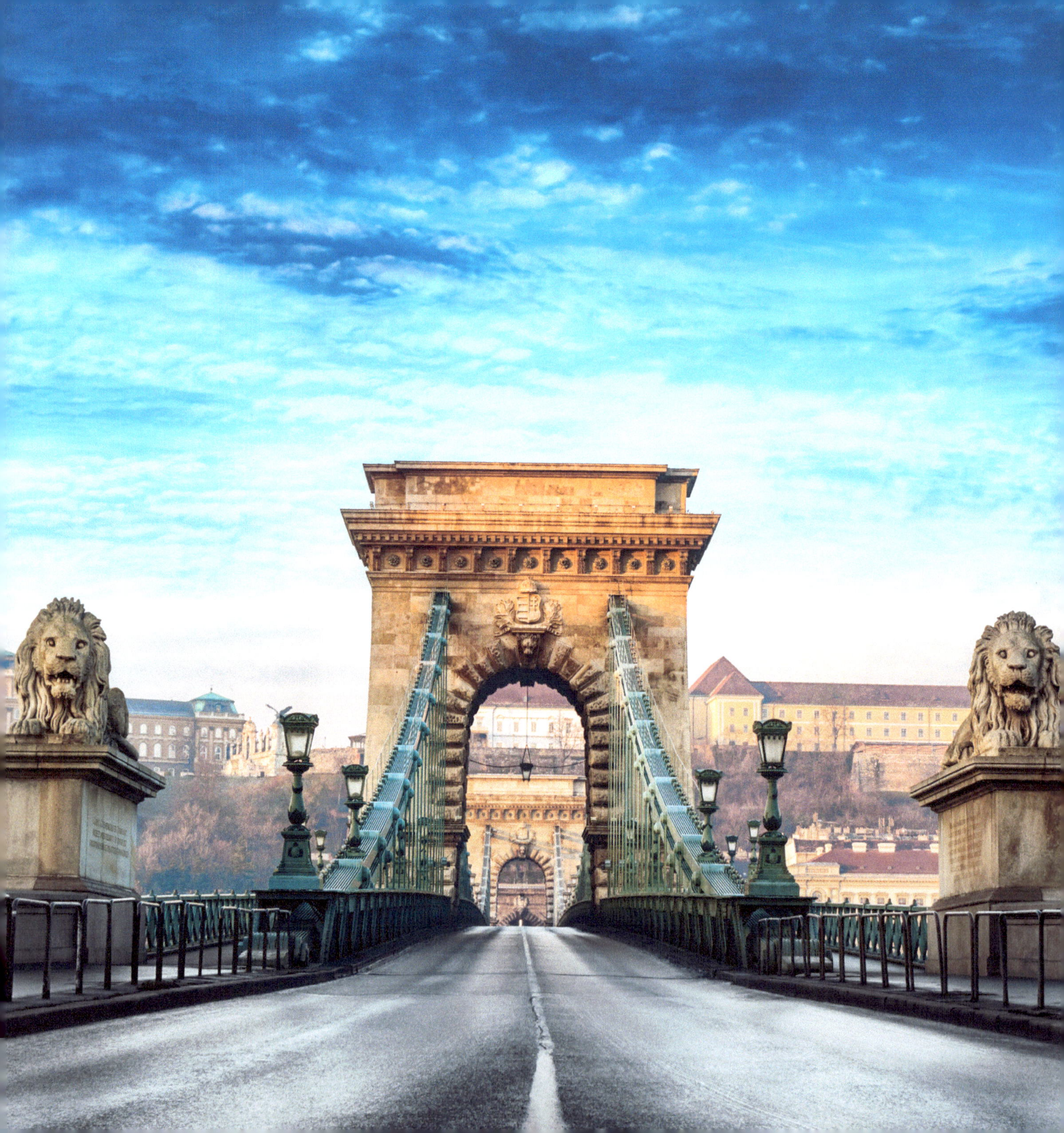

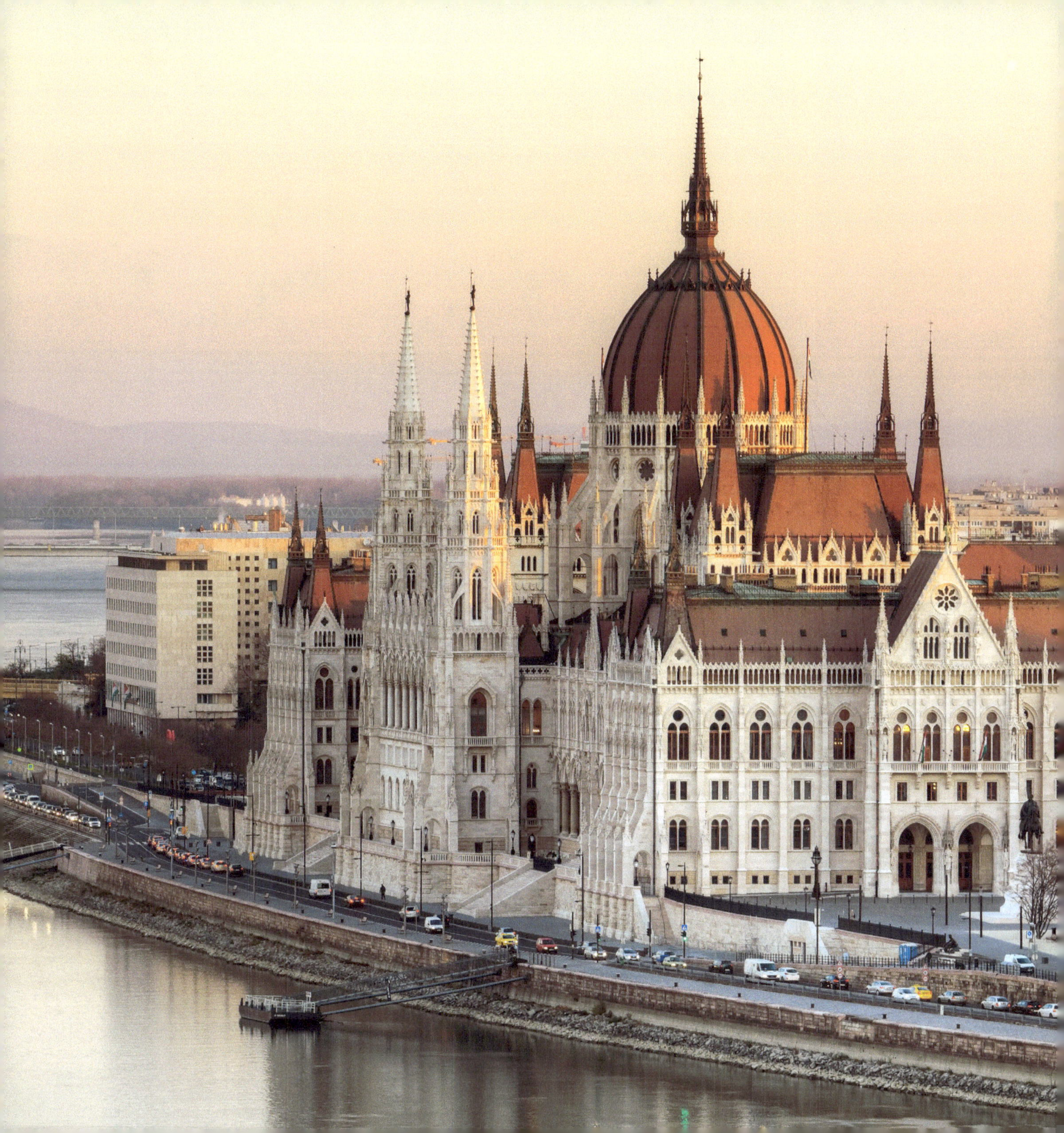

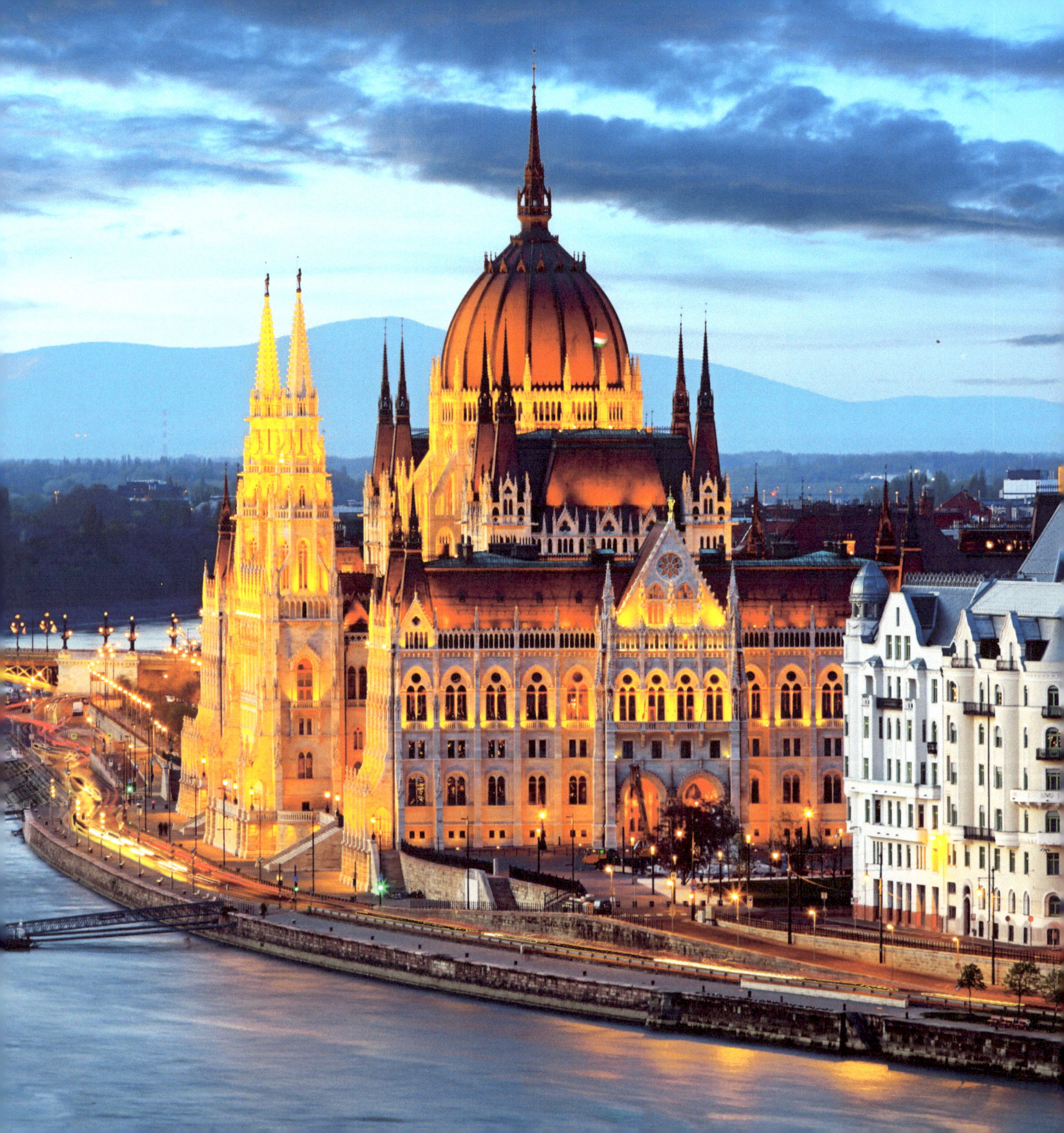

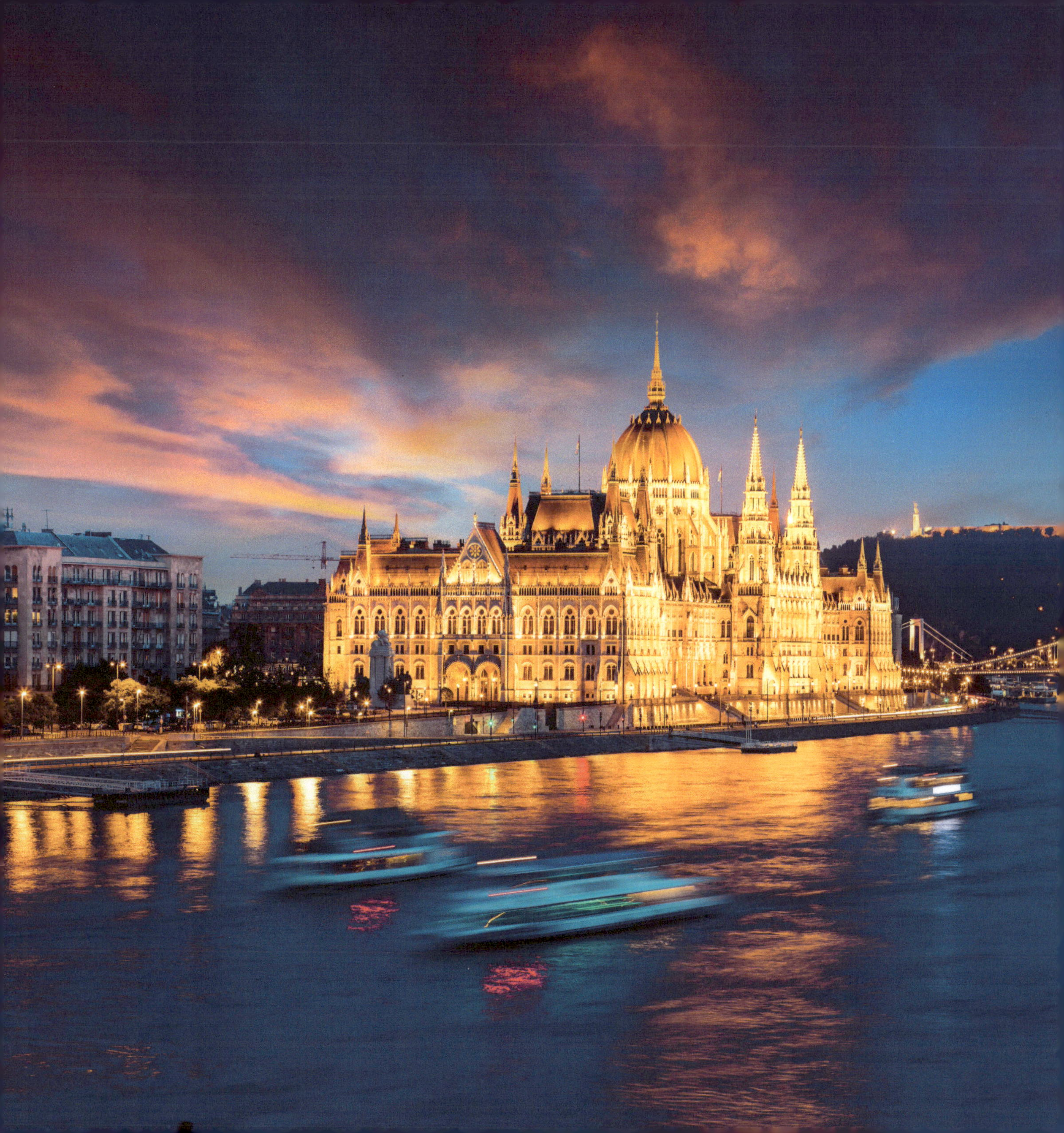

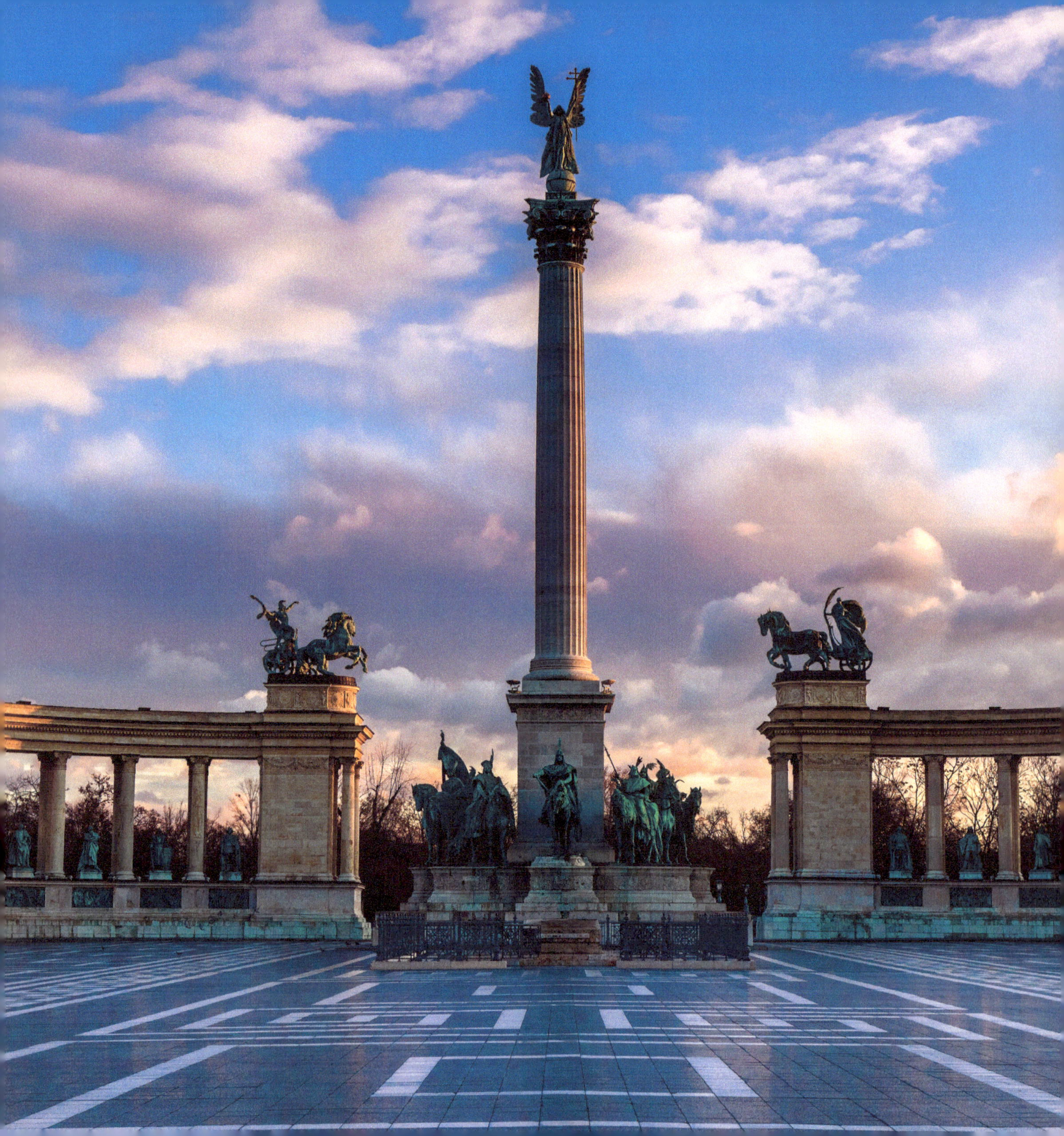

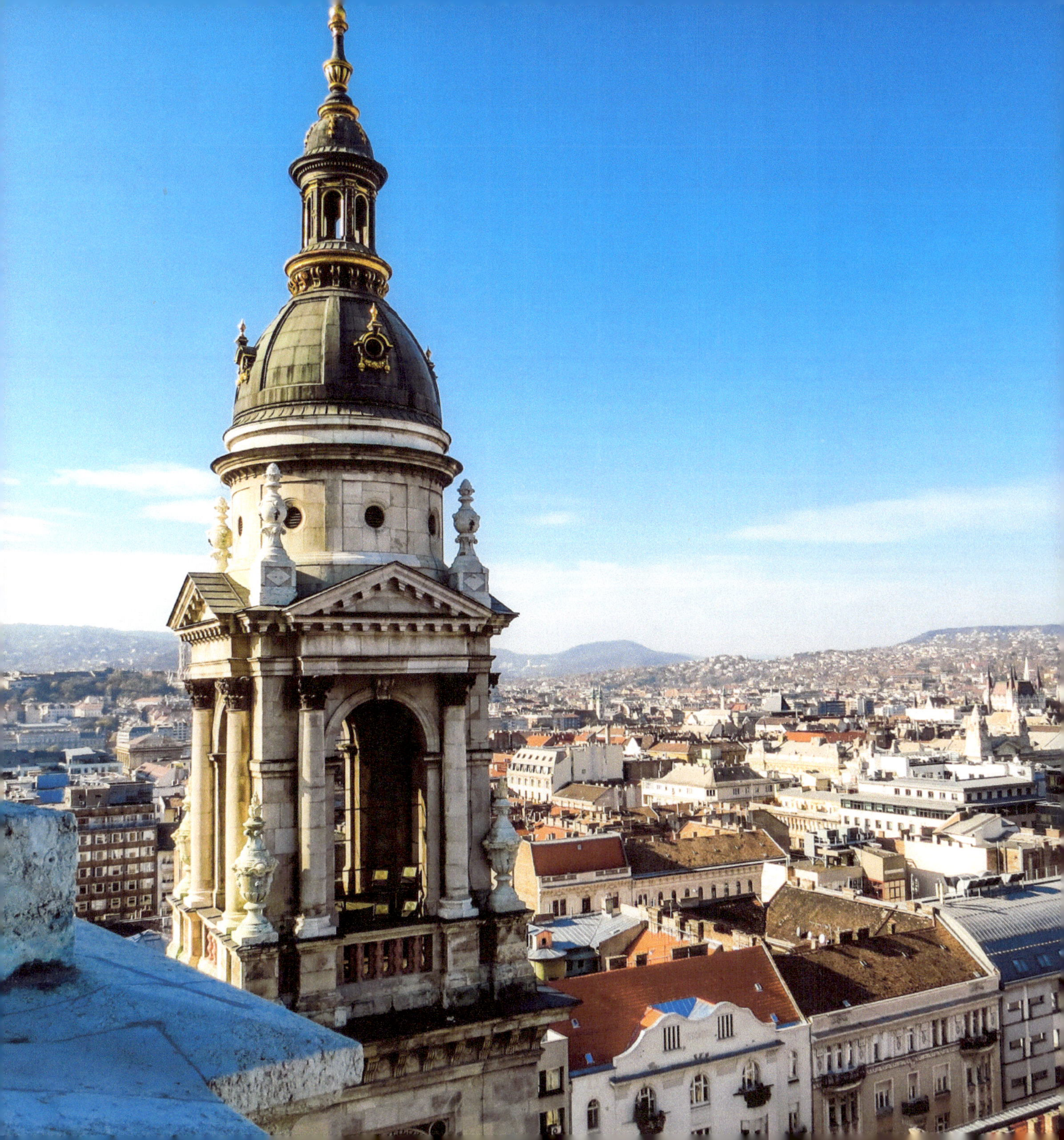

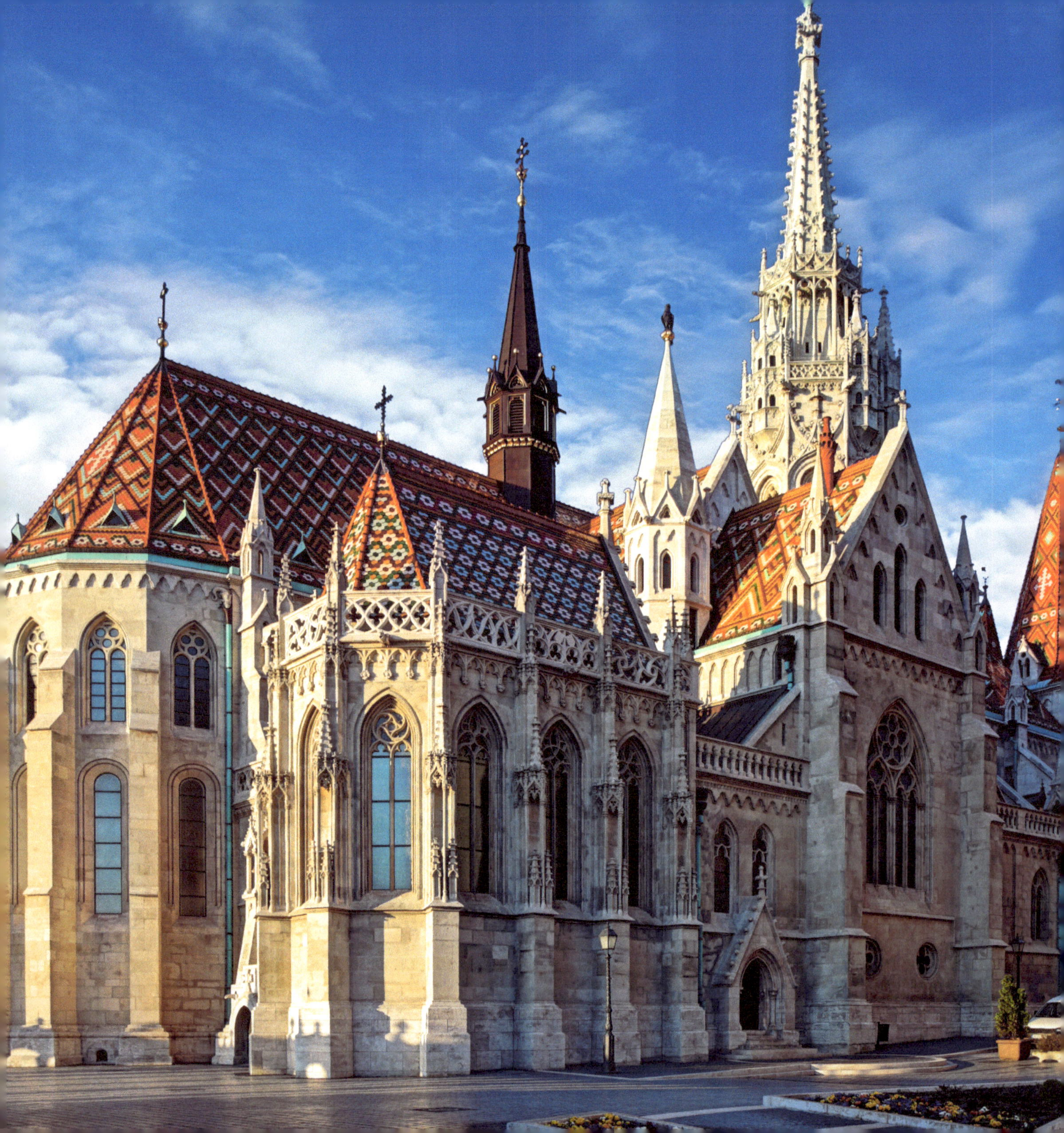

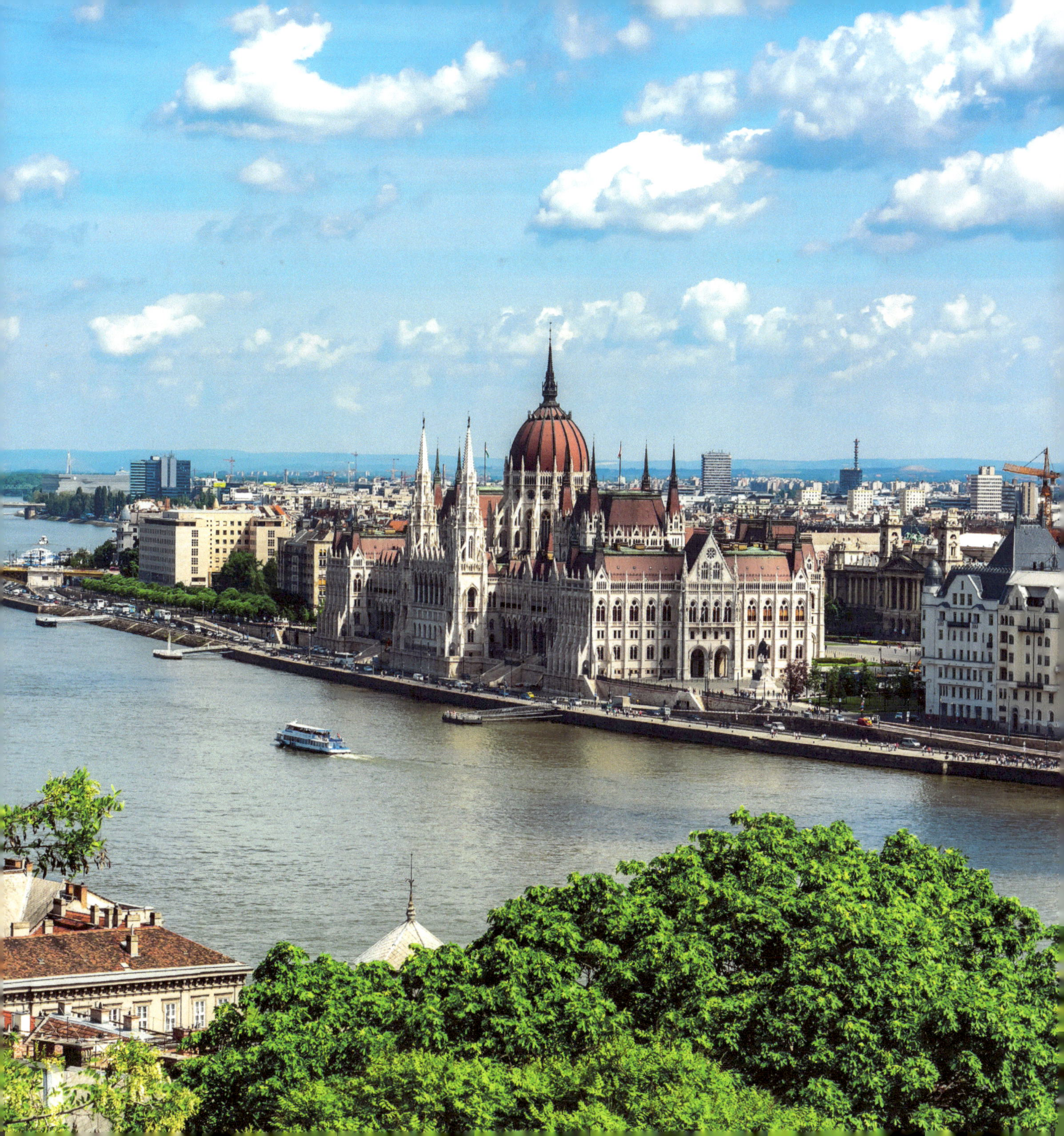

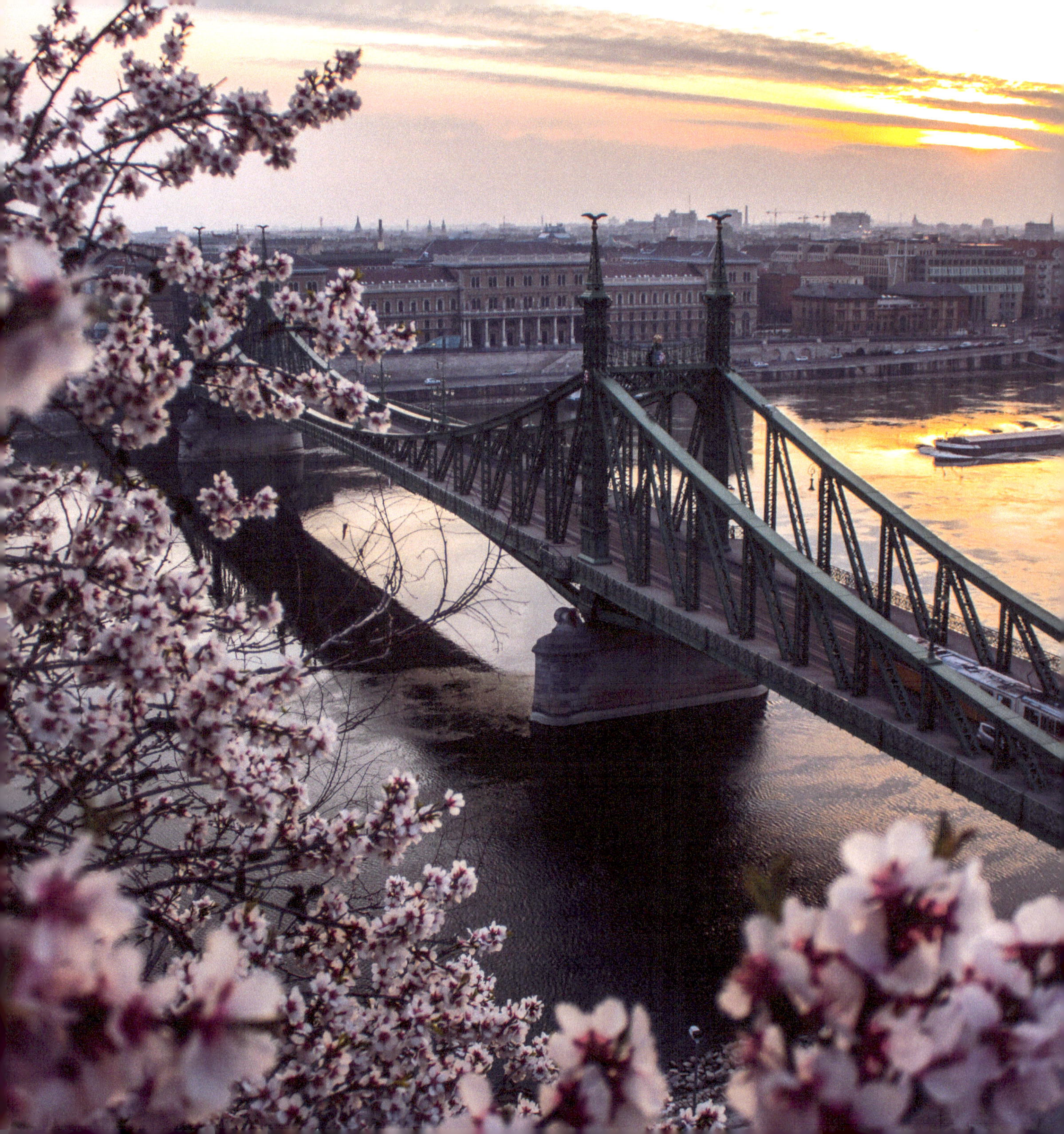

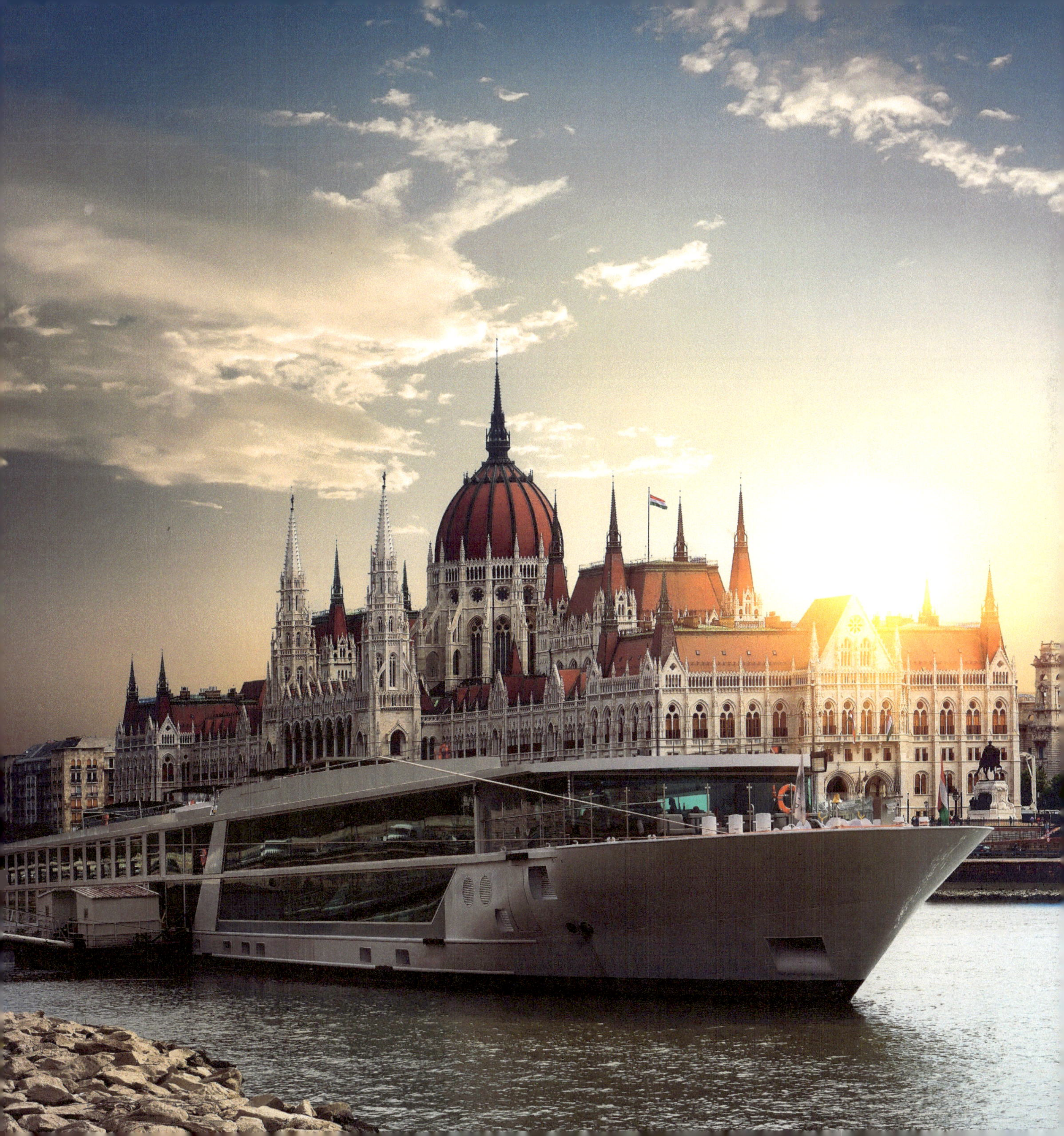

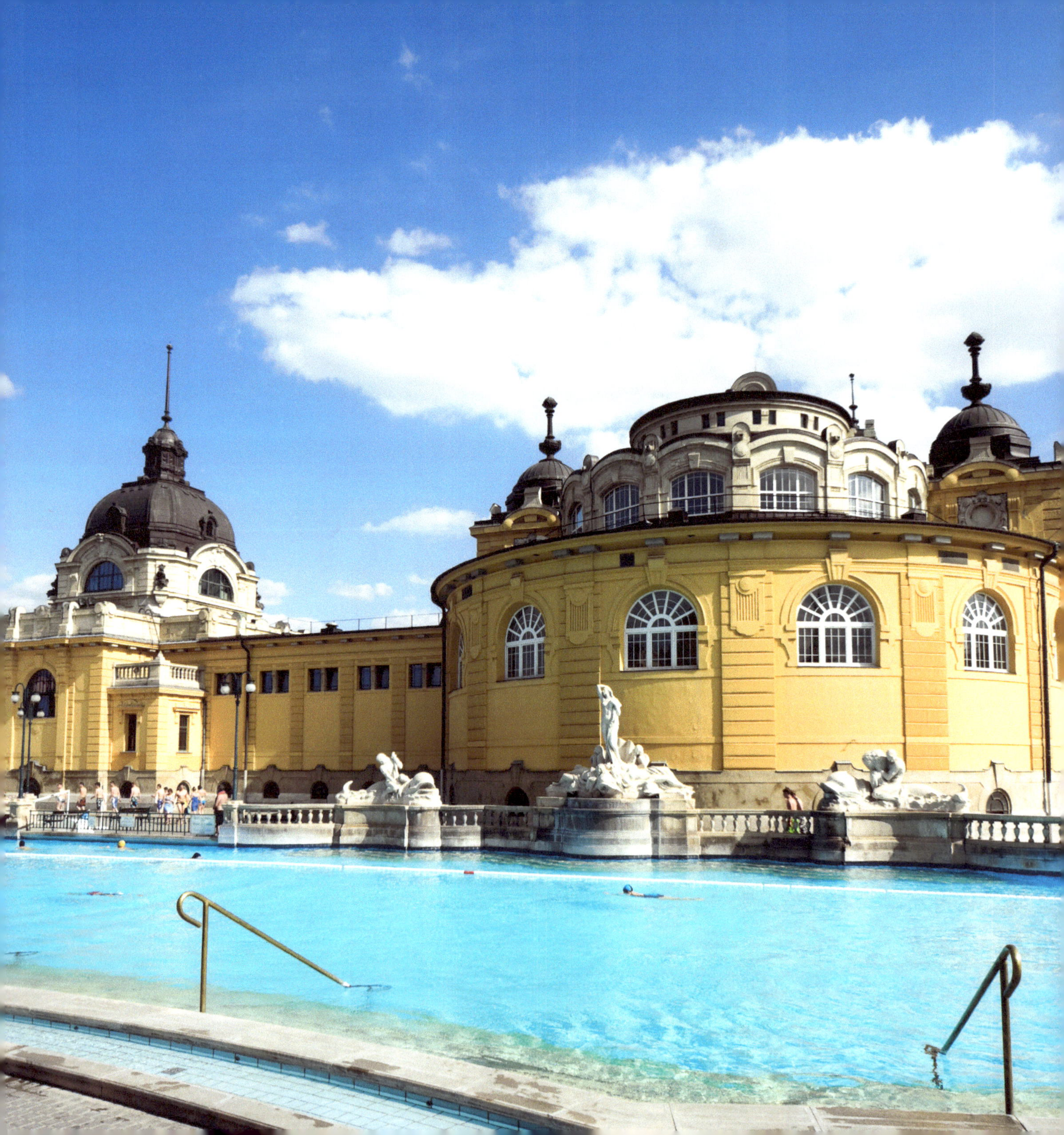

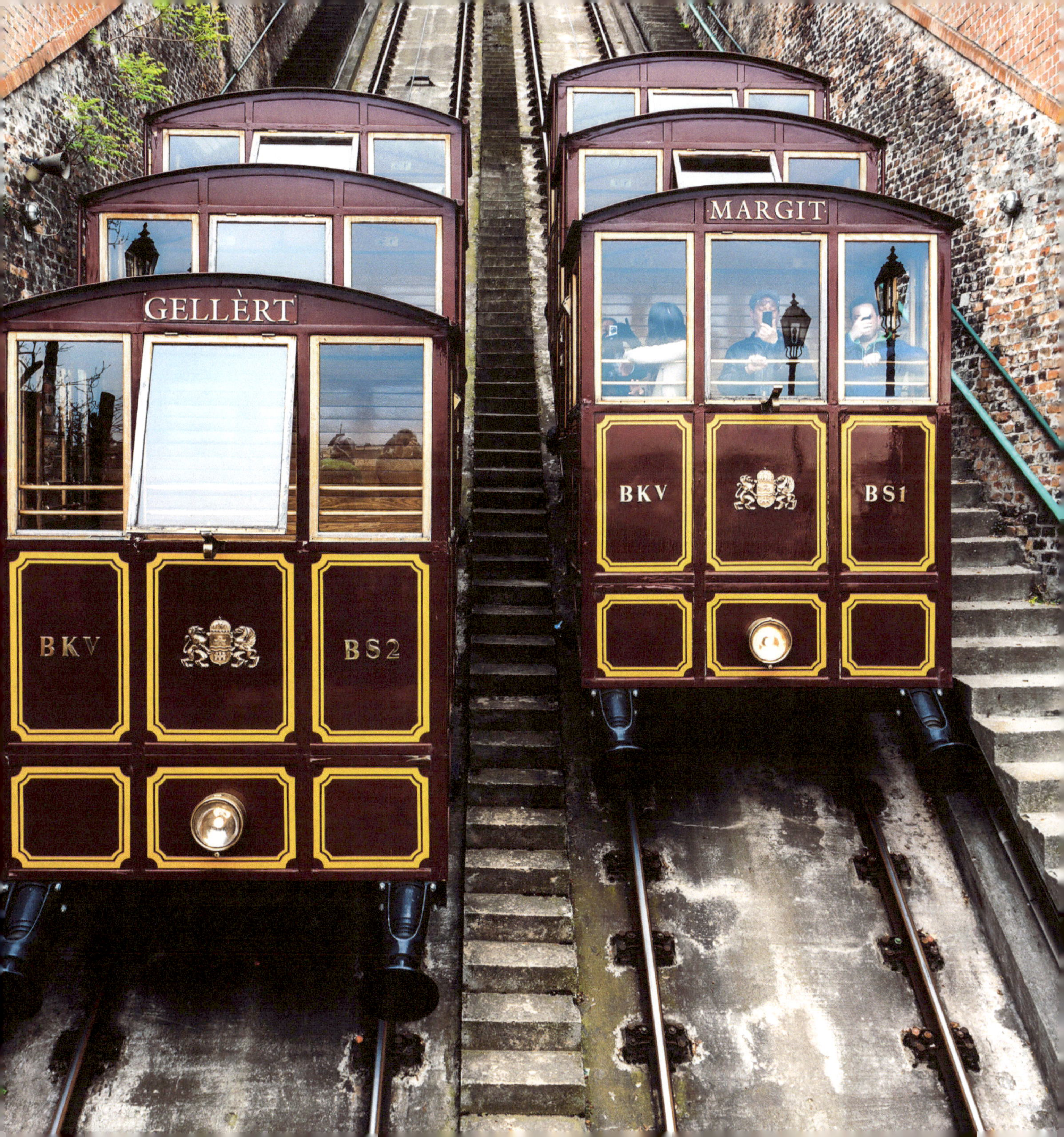
GELLÈRT
BKV
BS2
MARGIT
BKV
BS1

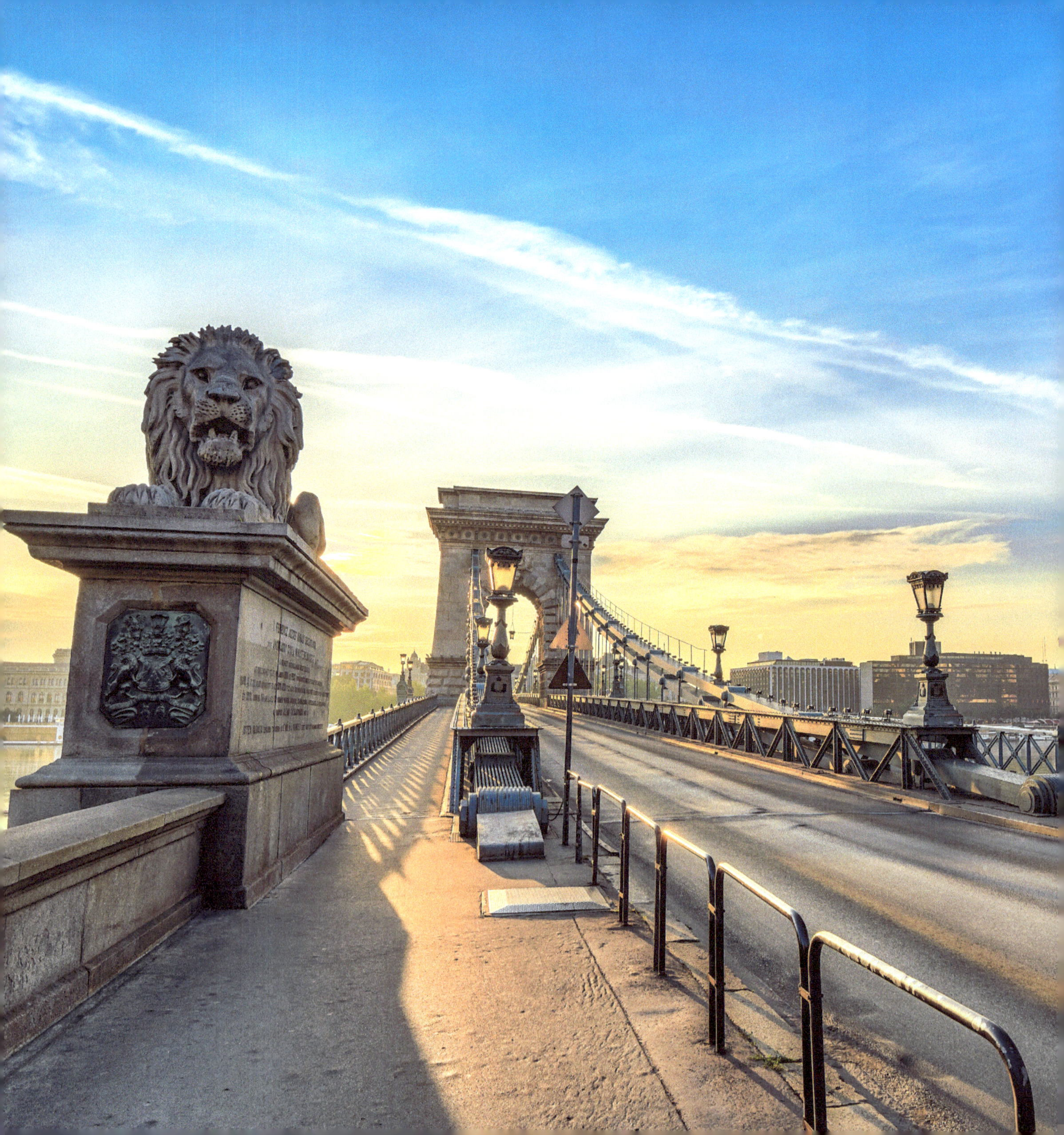

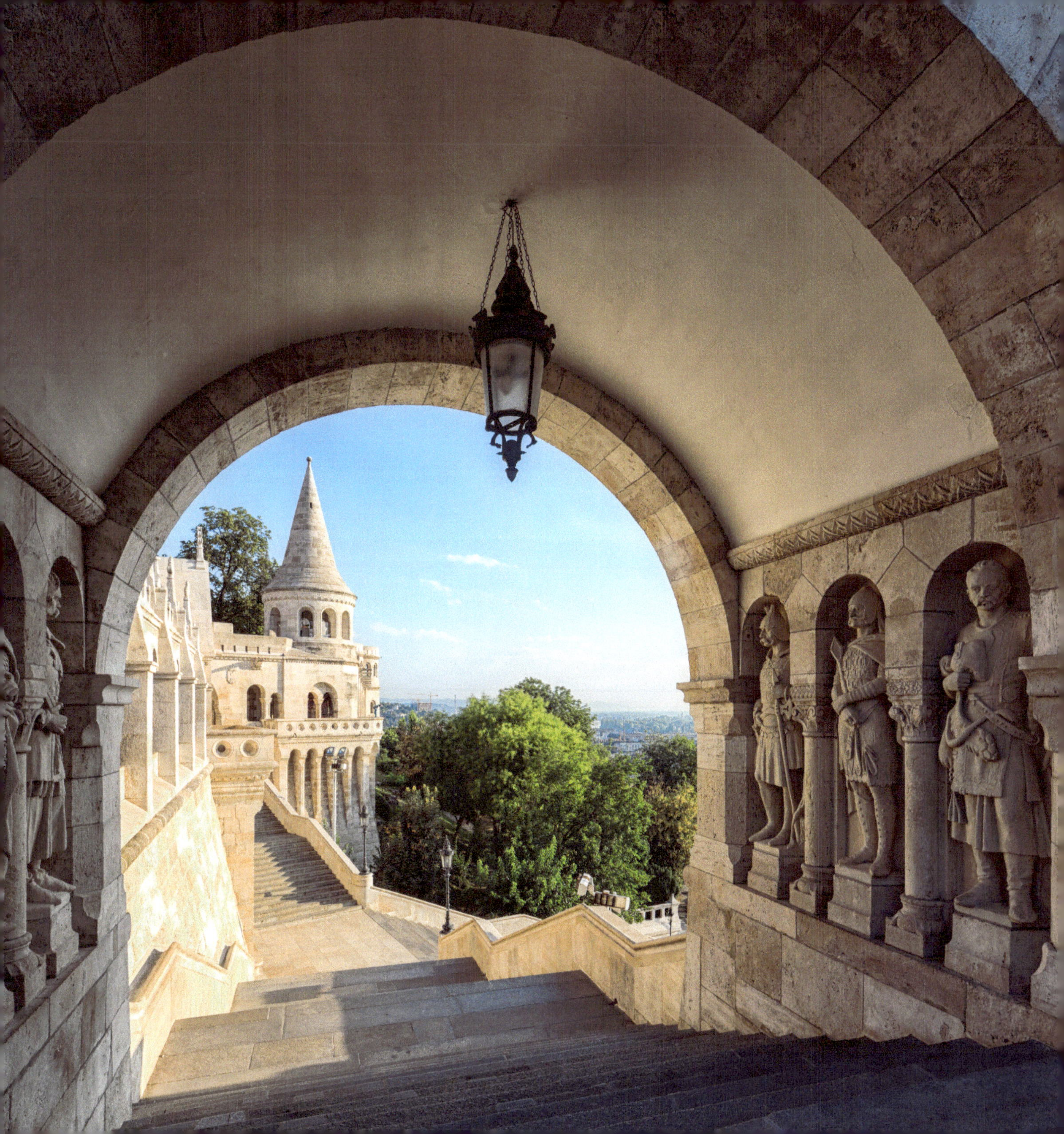

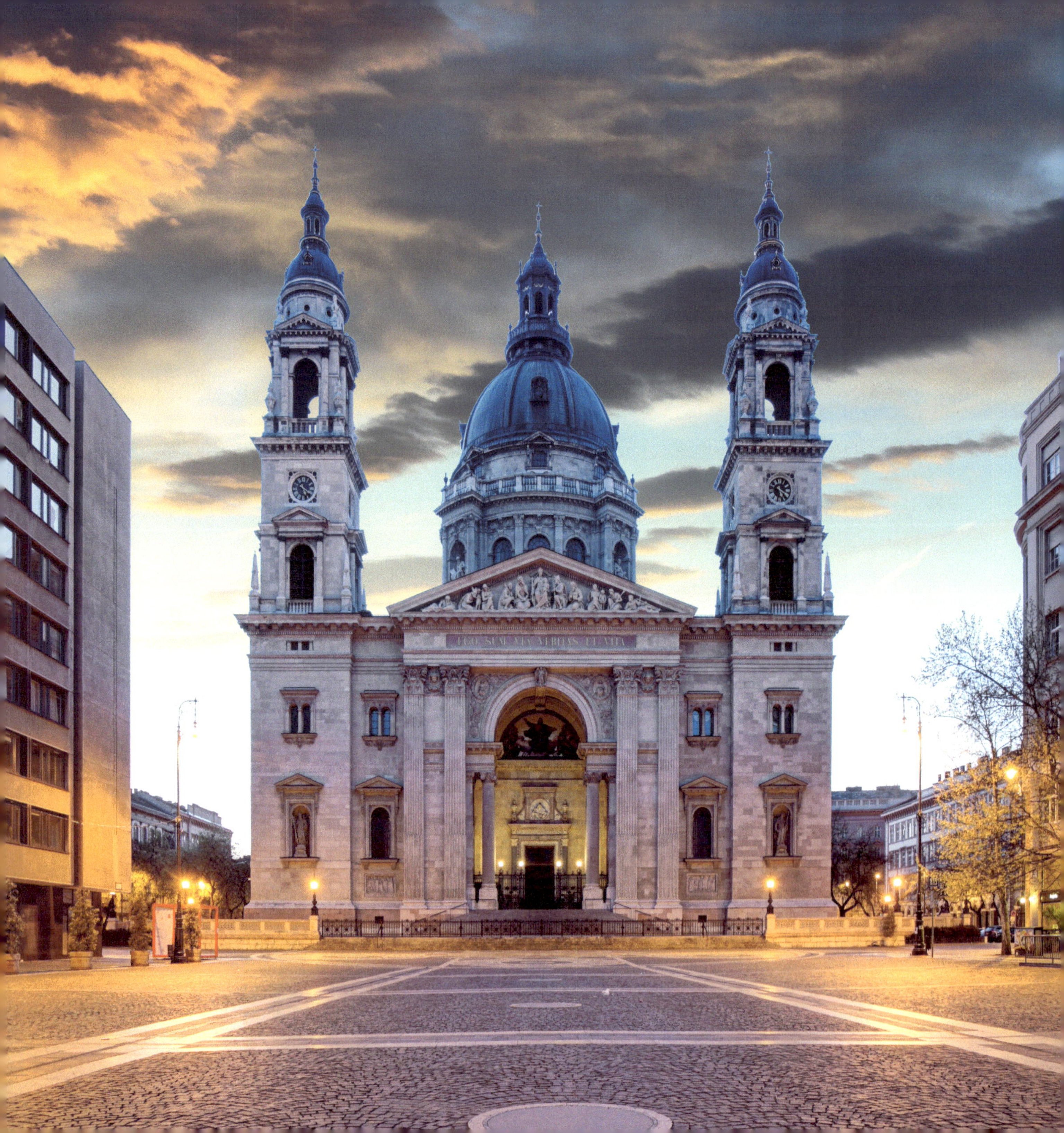

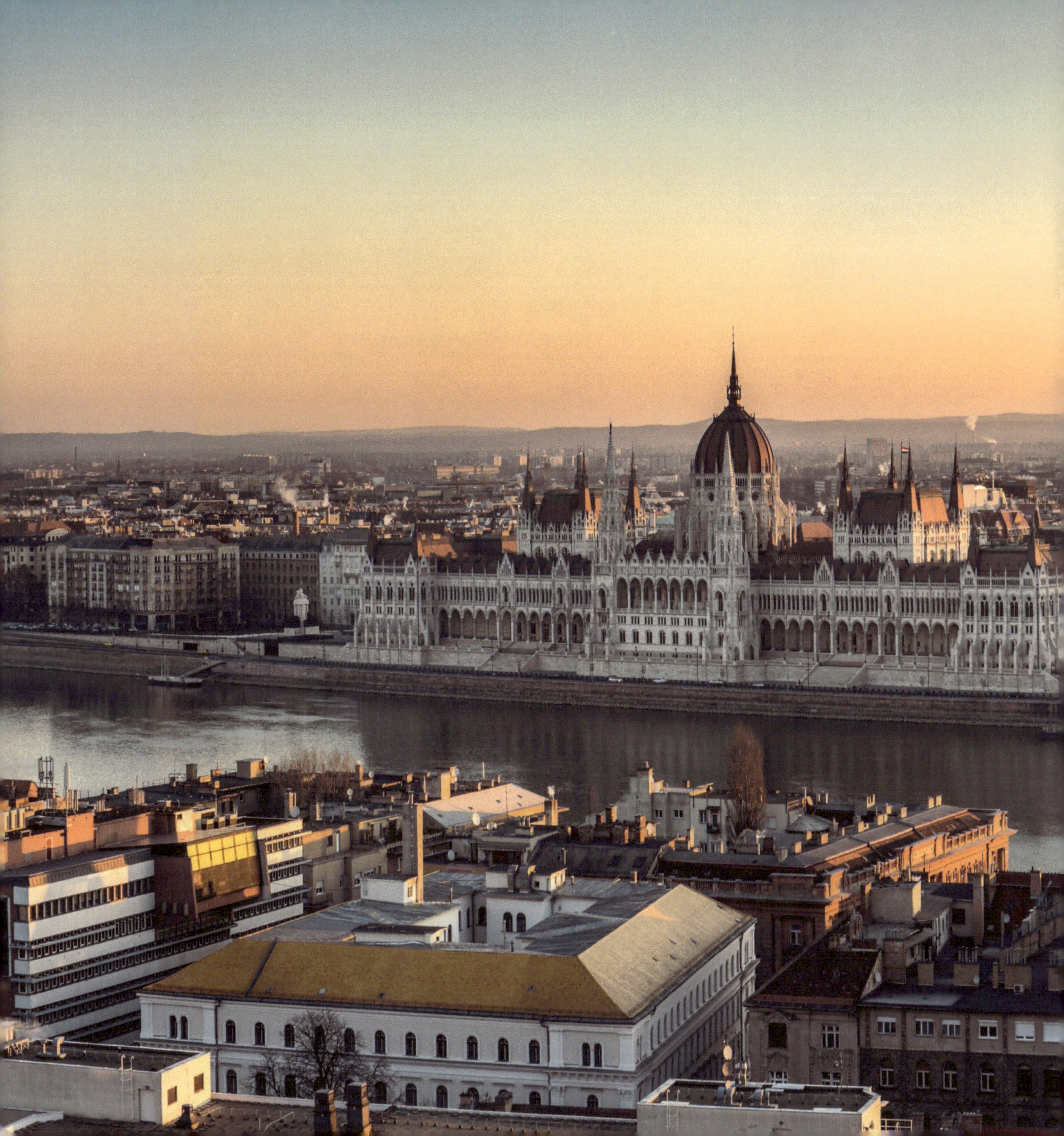

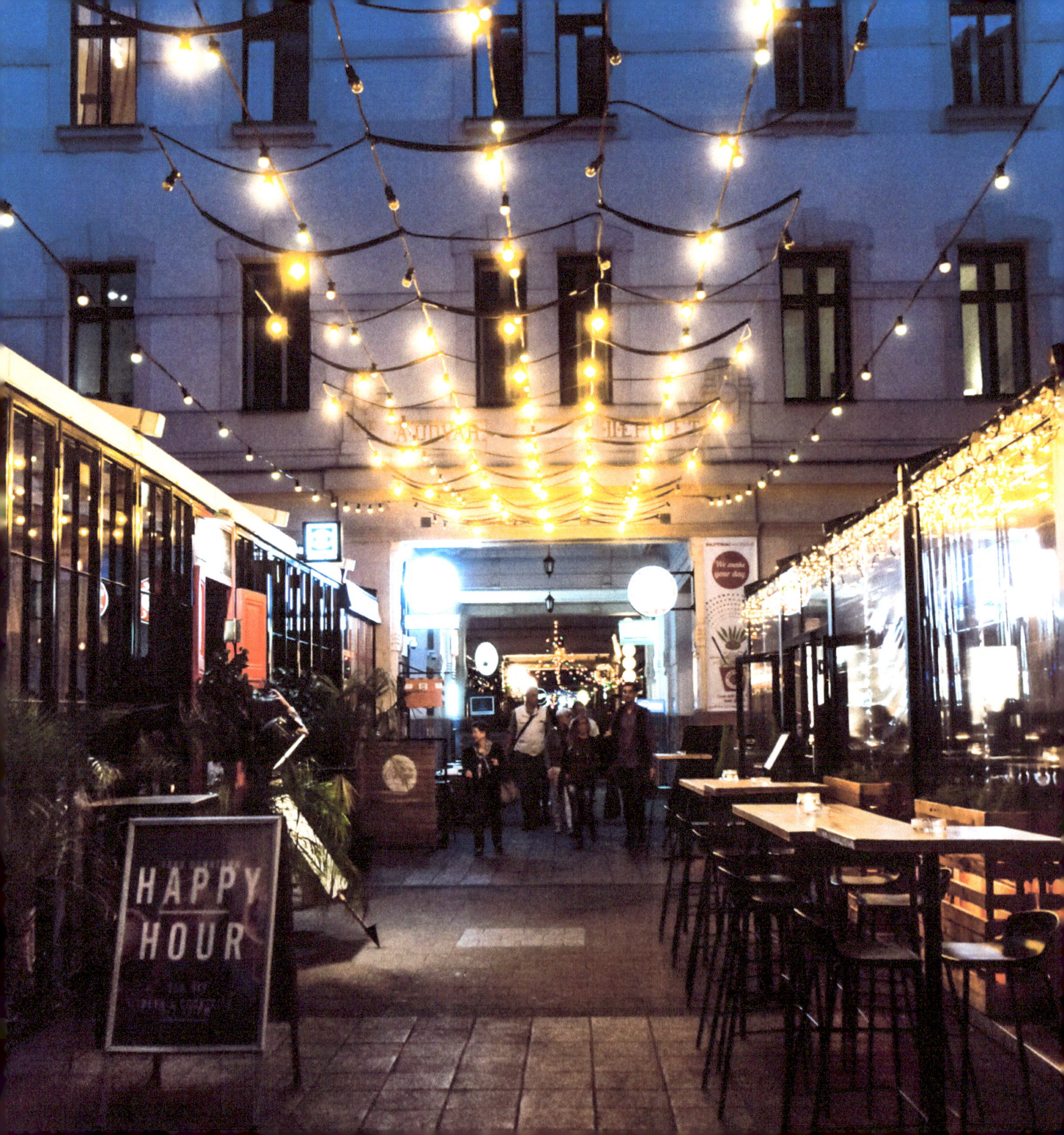
HAPPY
HOUR

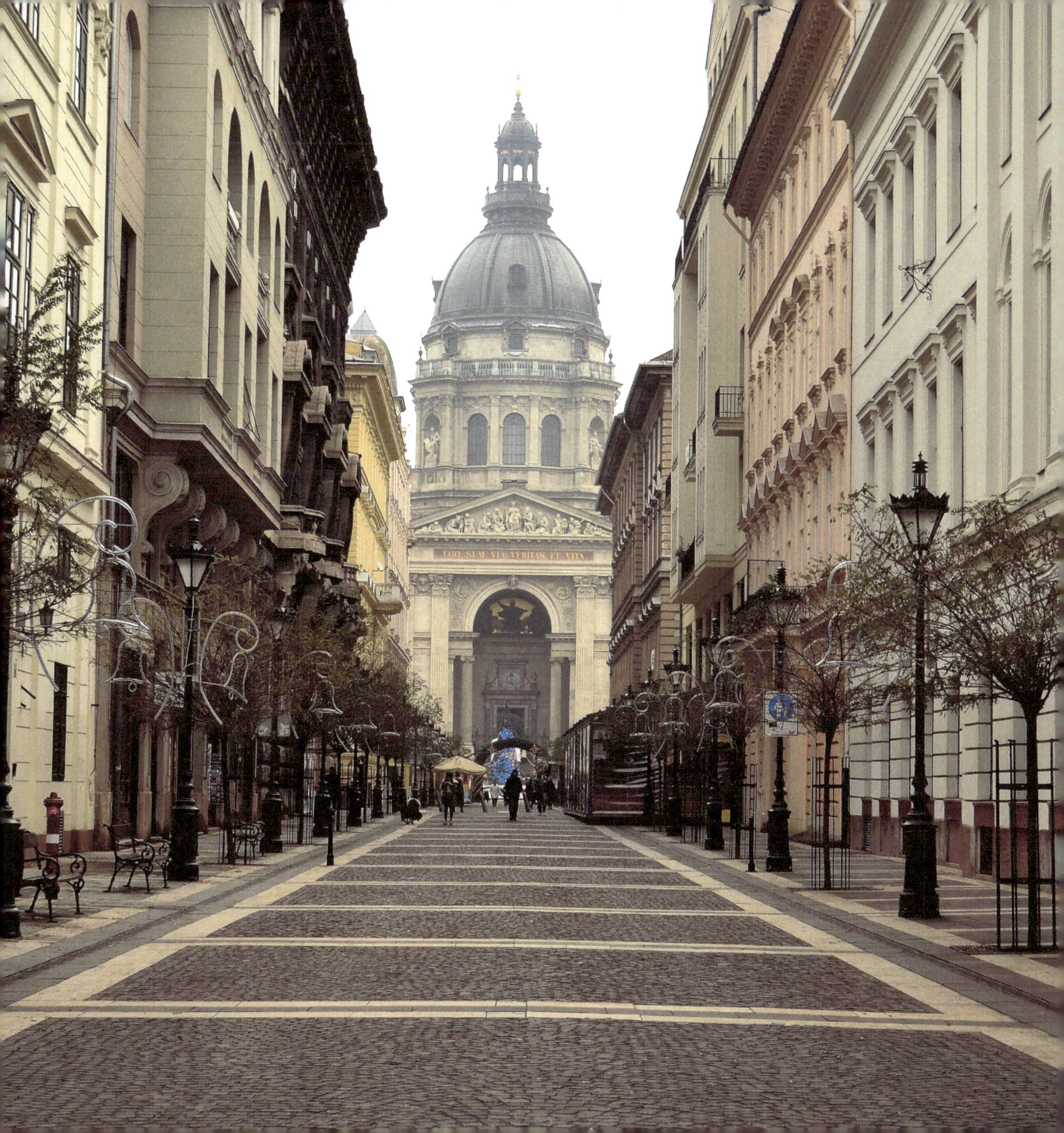
EGO SUM VIA VERITAS ET VITA

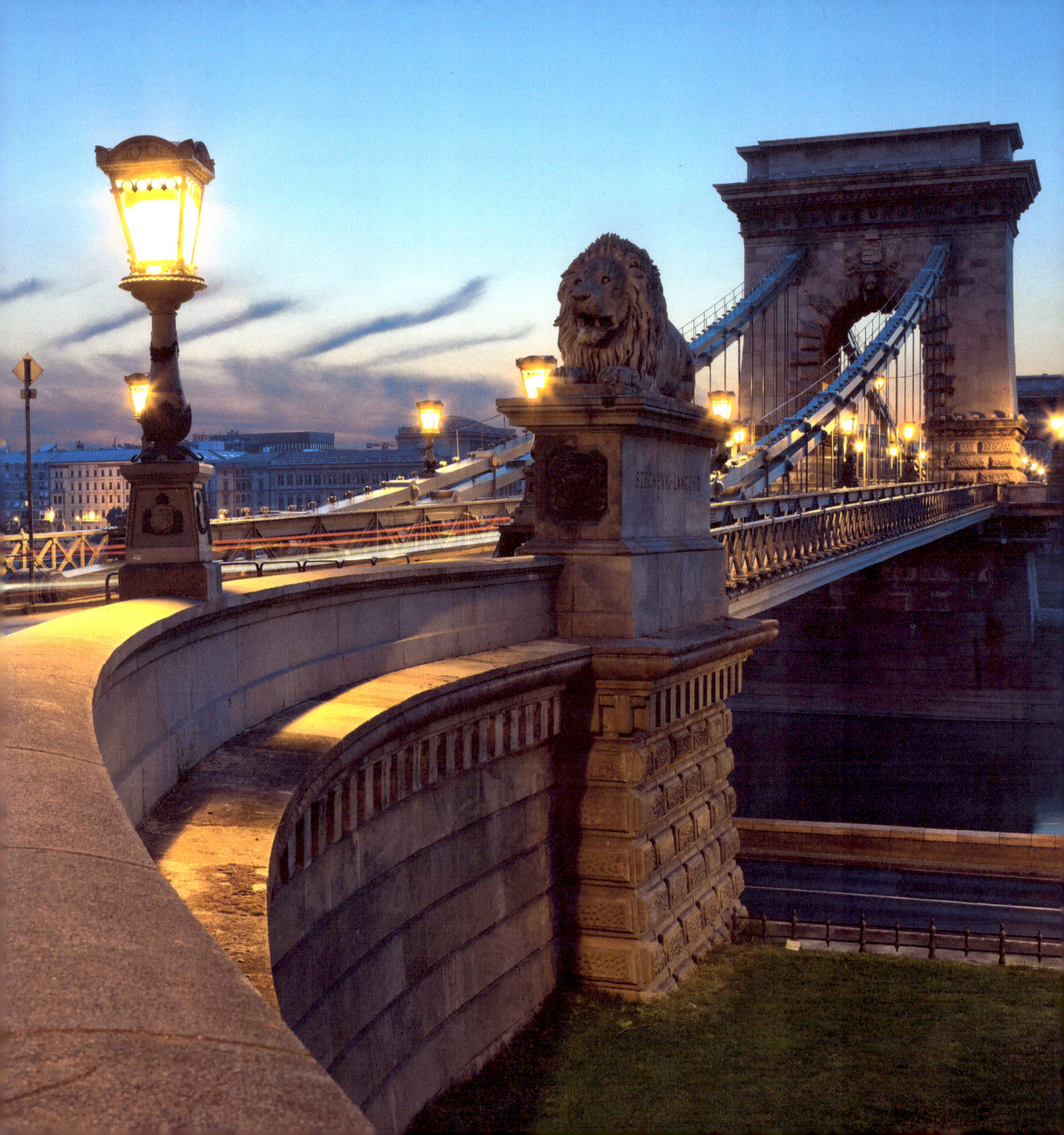

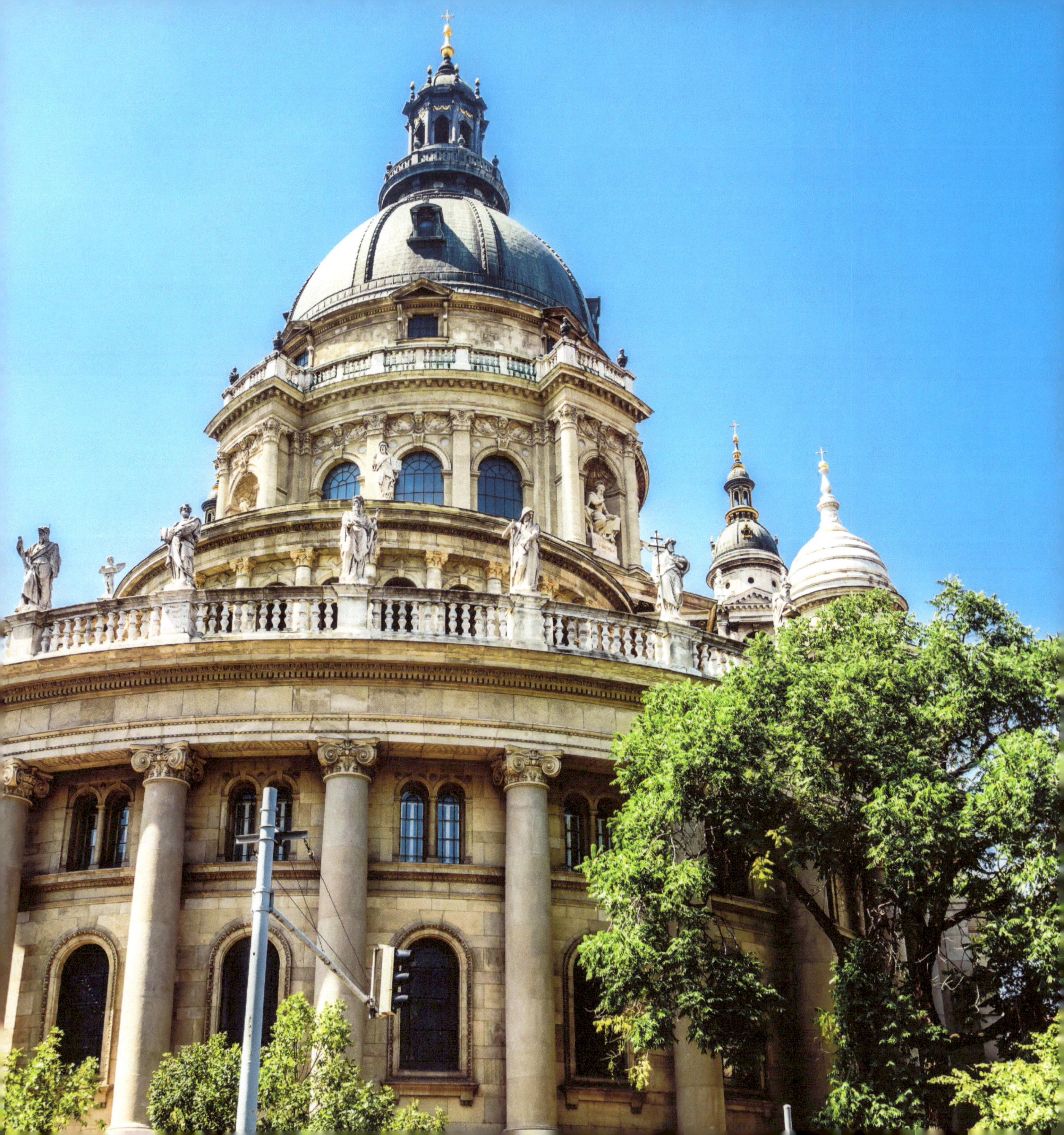

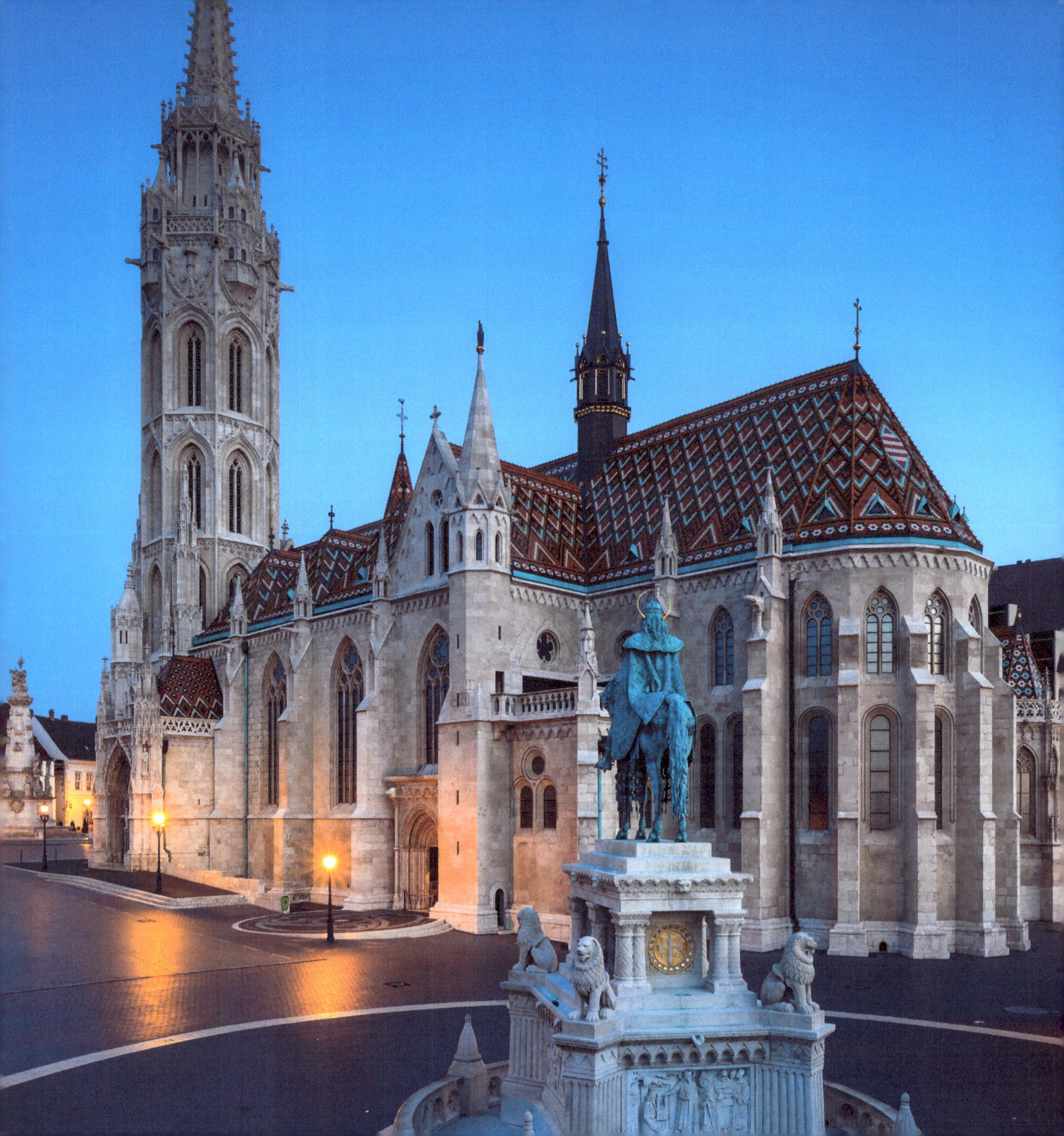

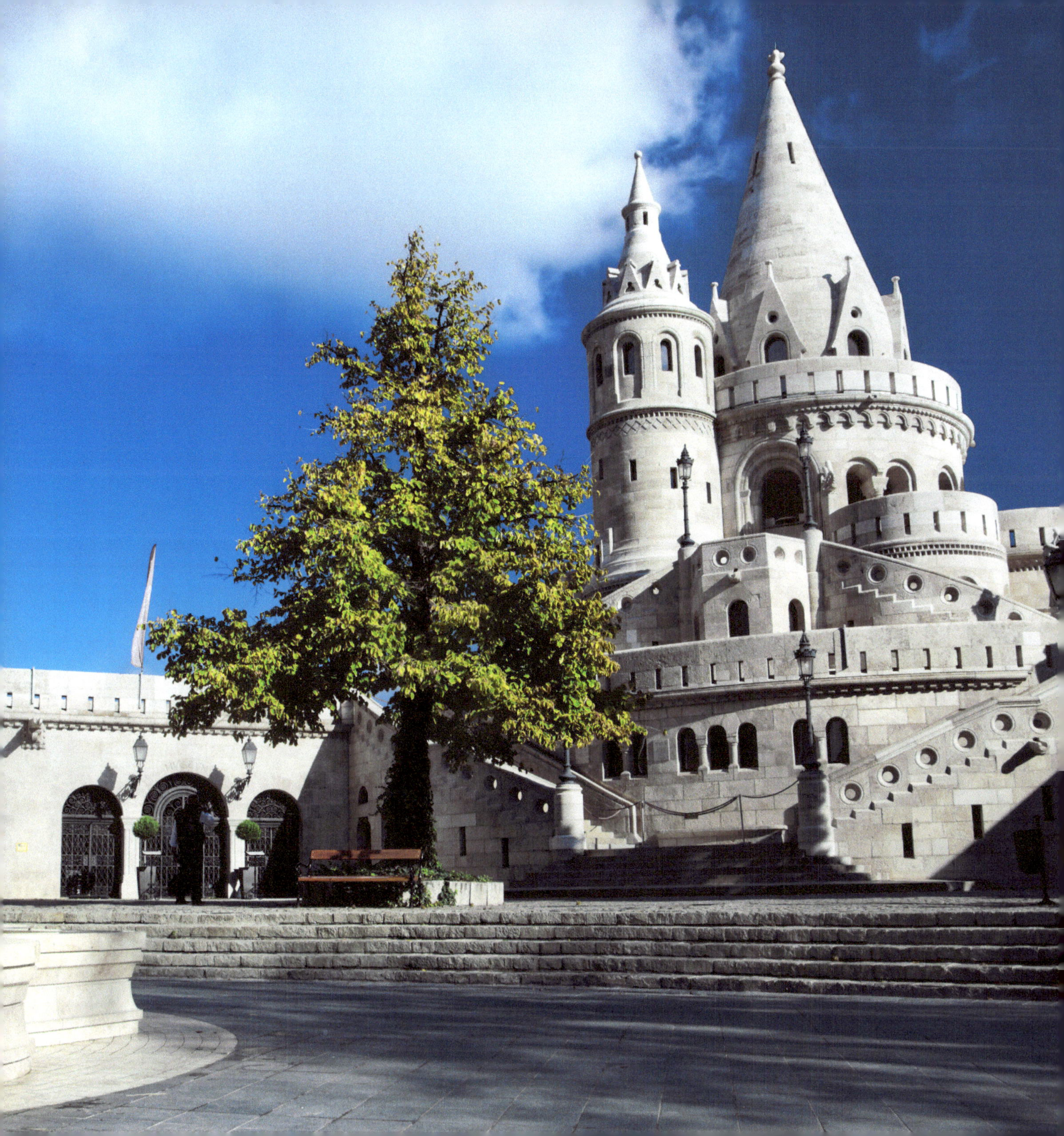

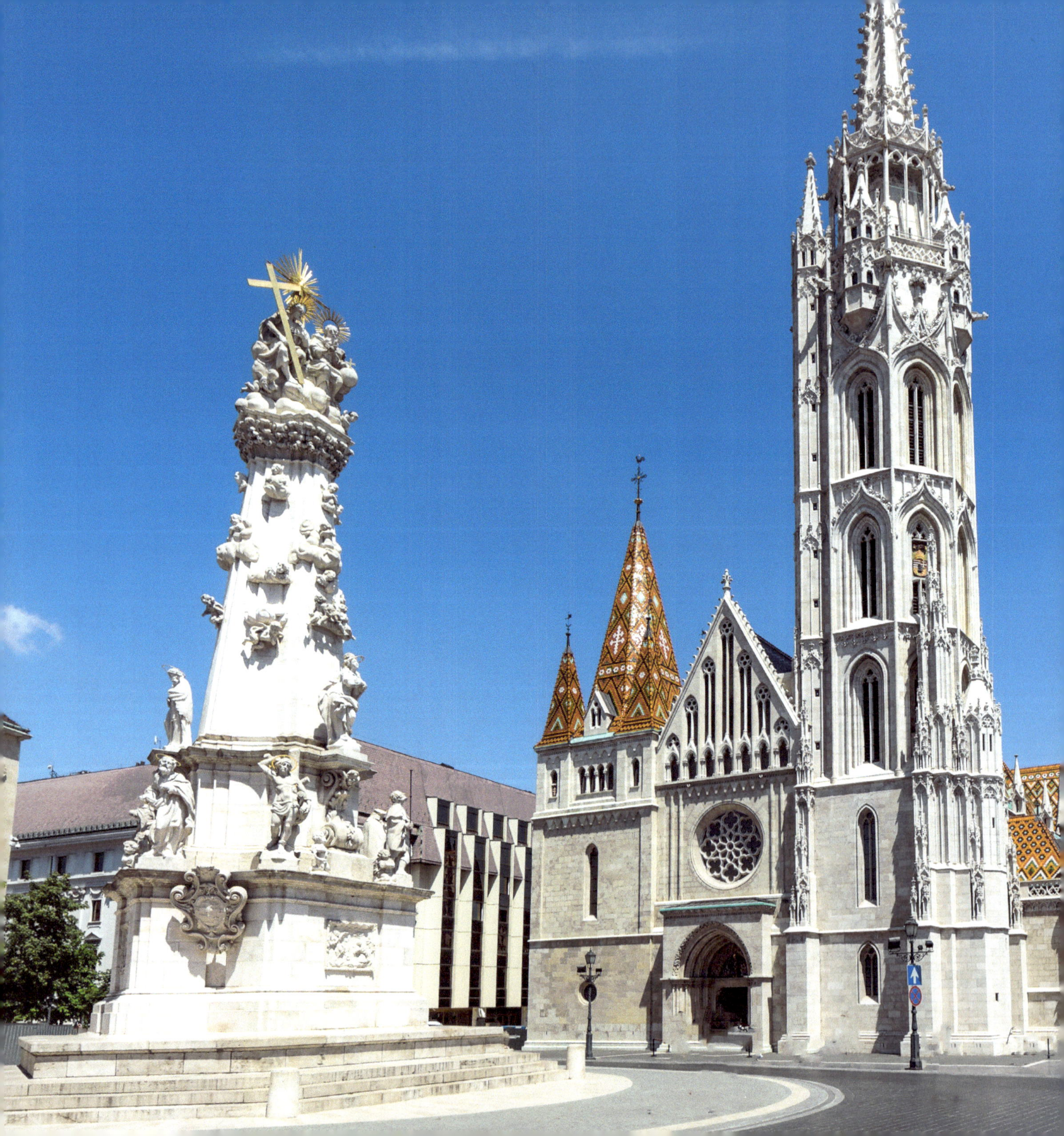

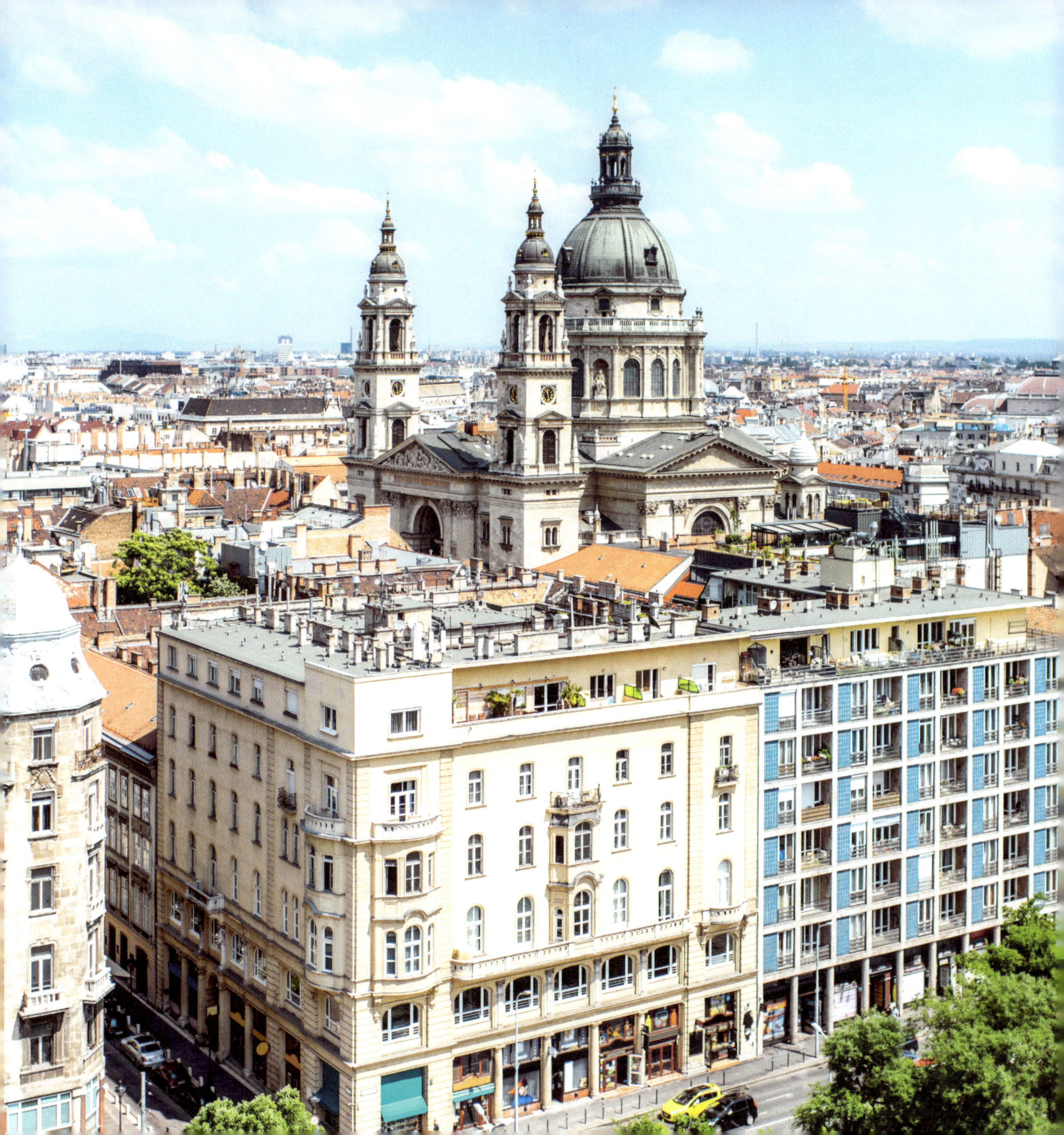

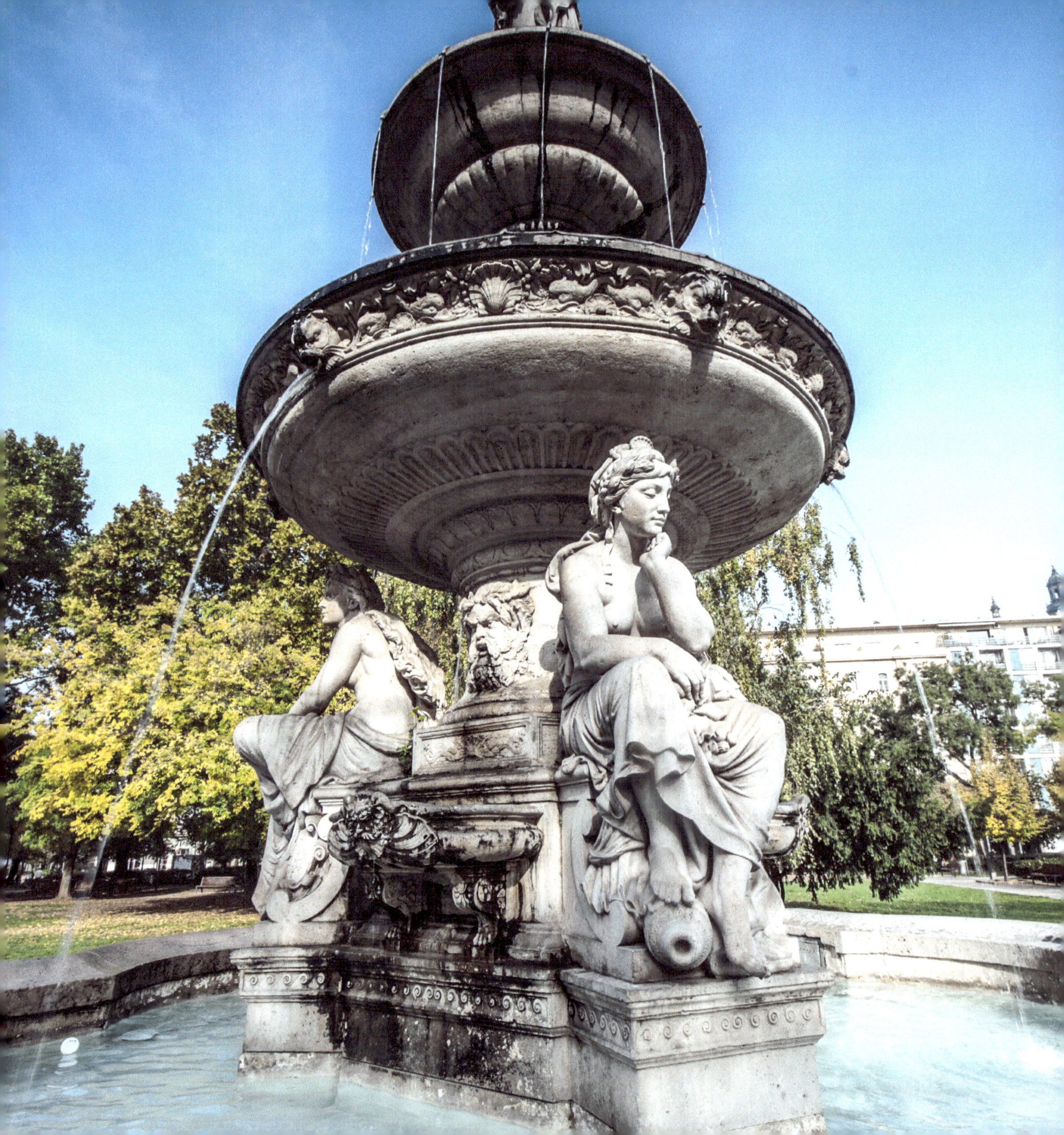

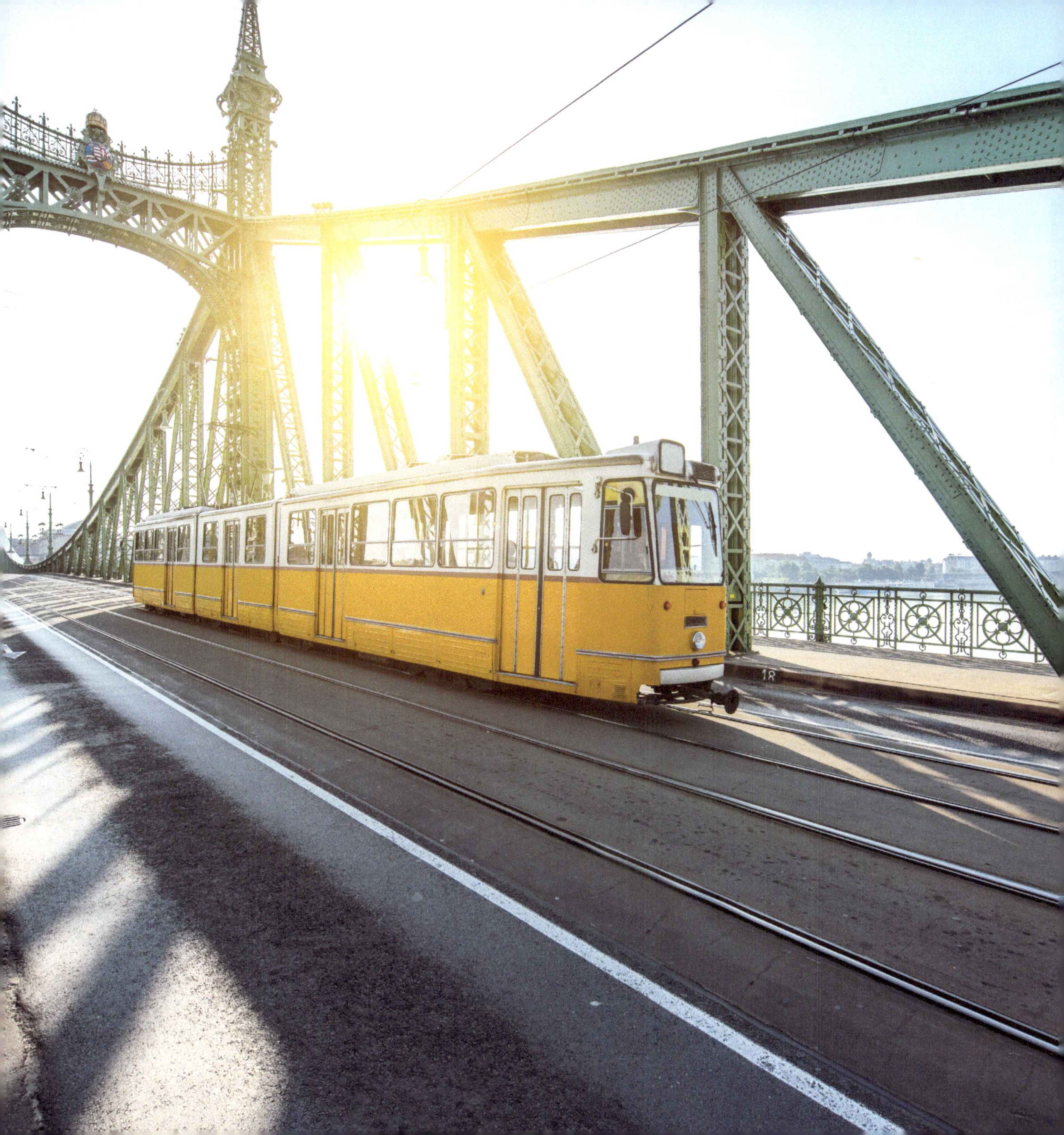
18

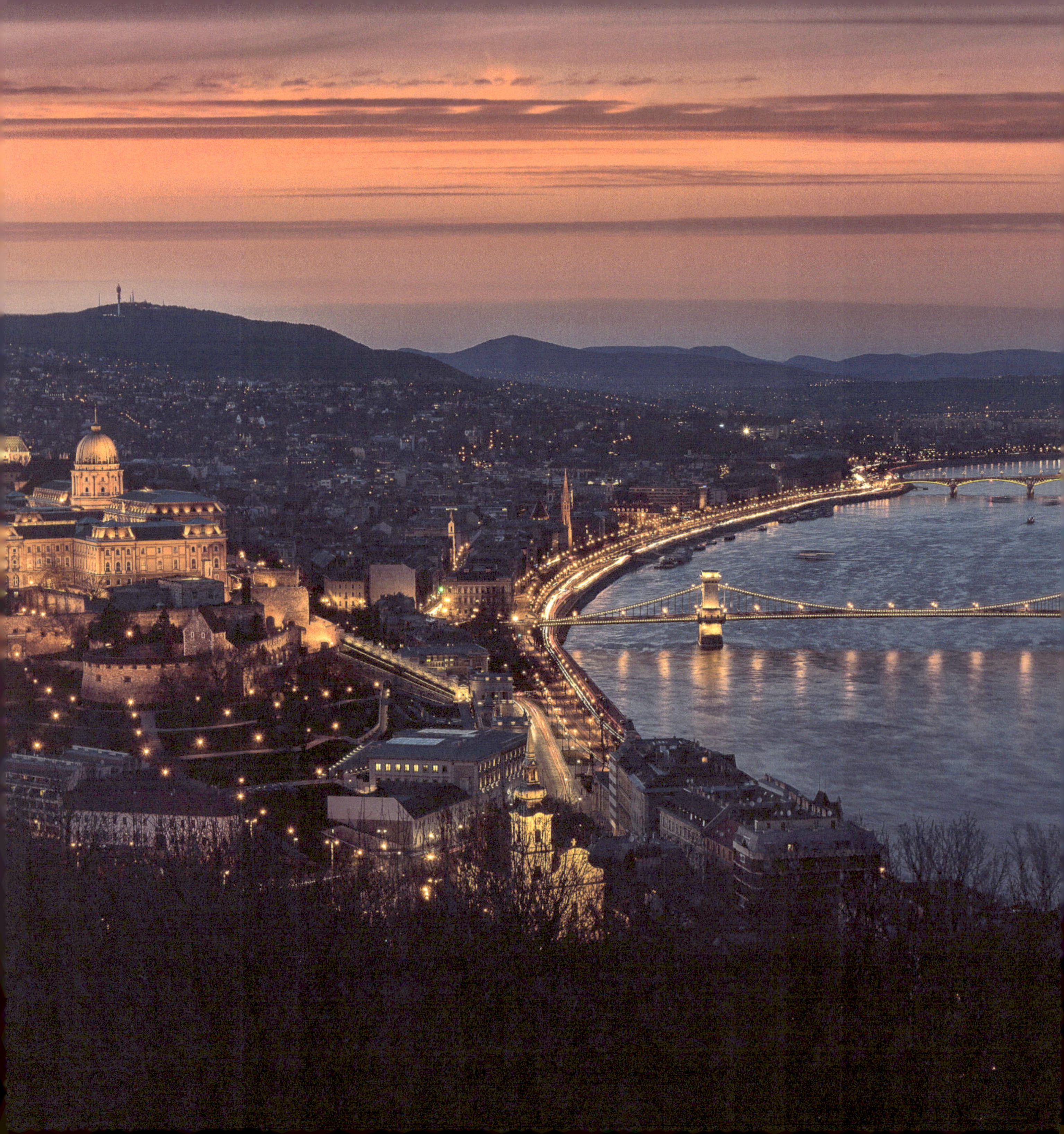

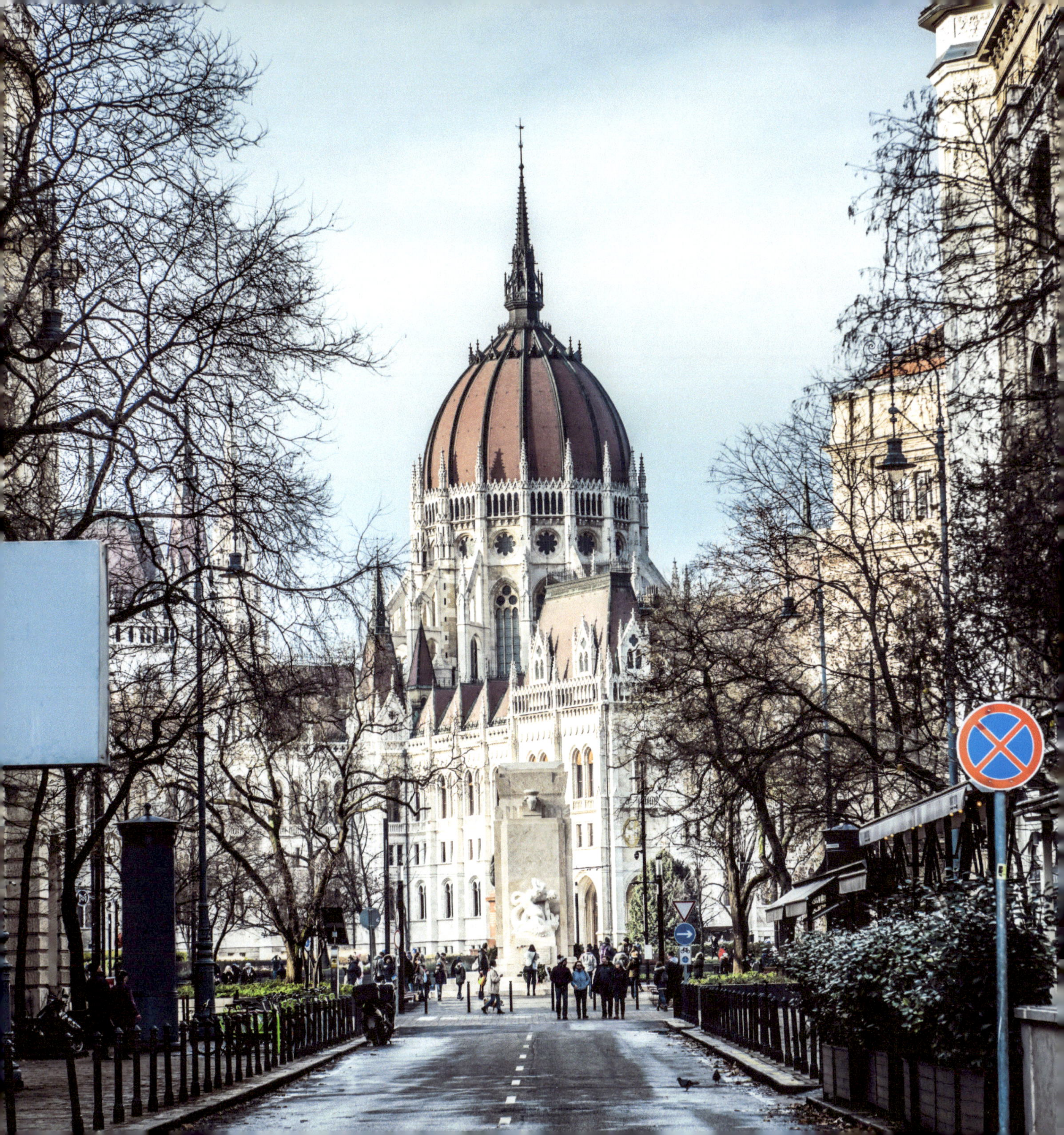

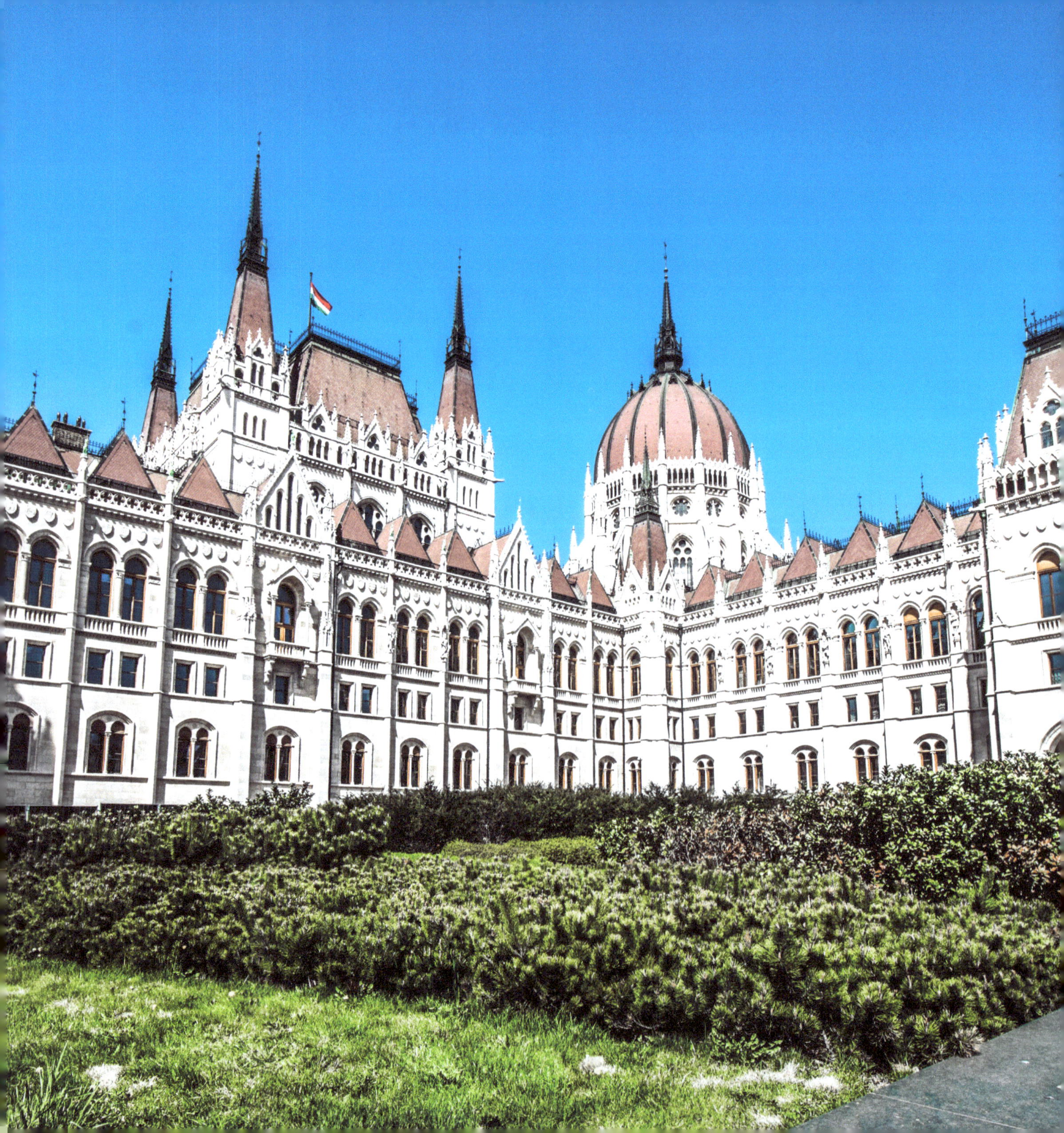

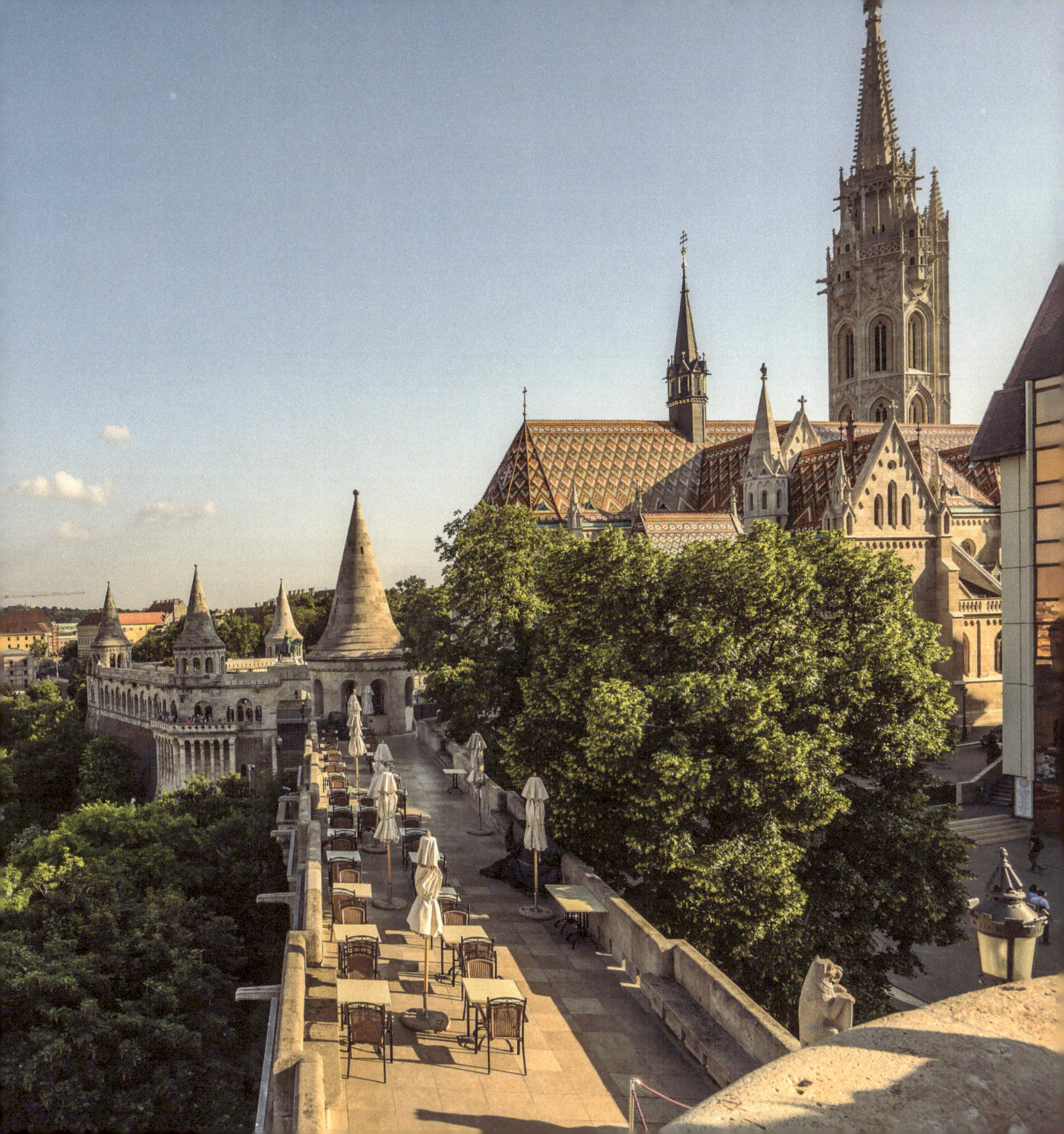

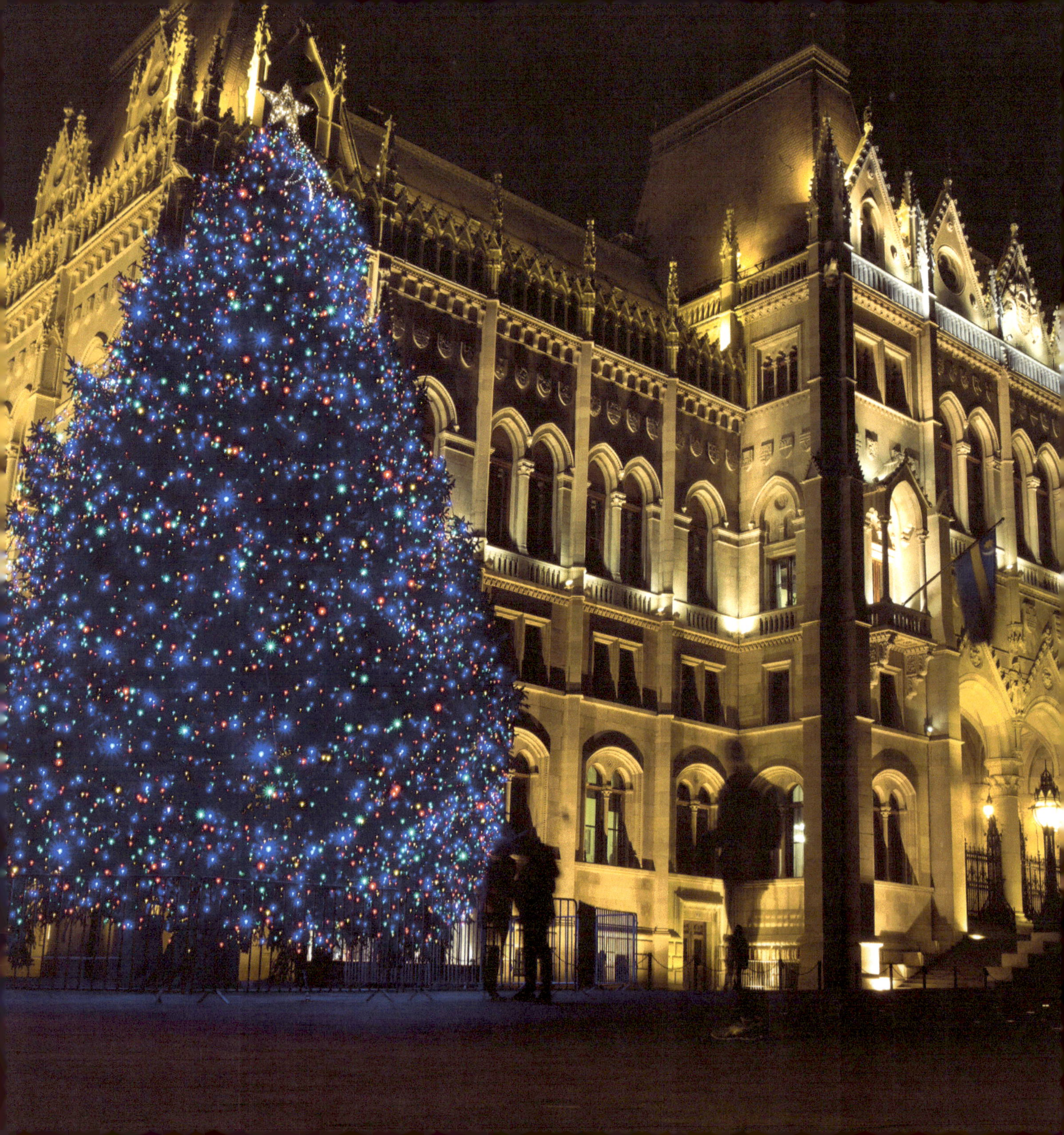

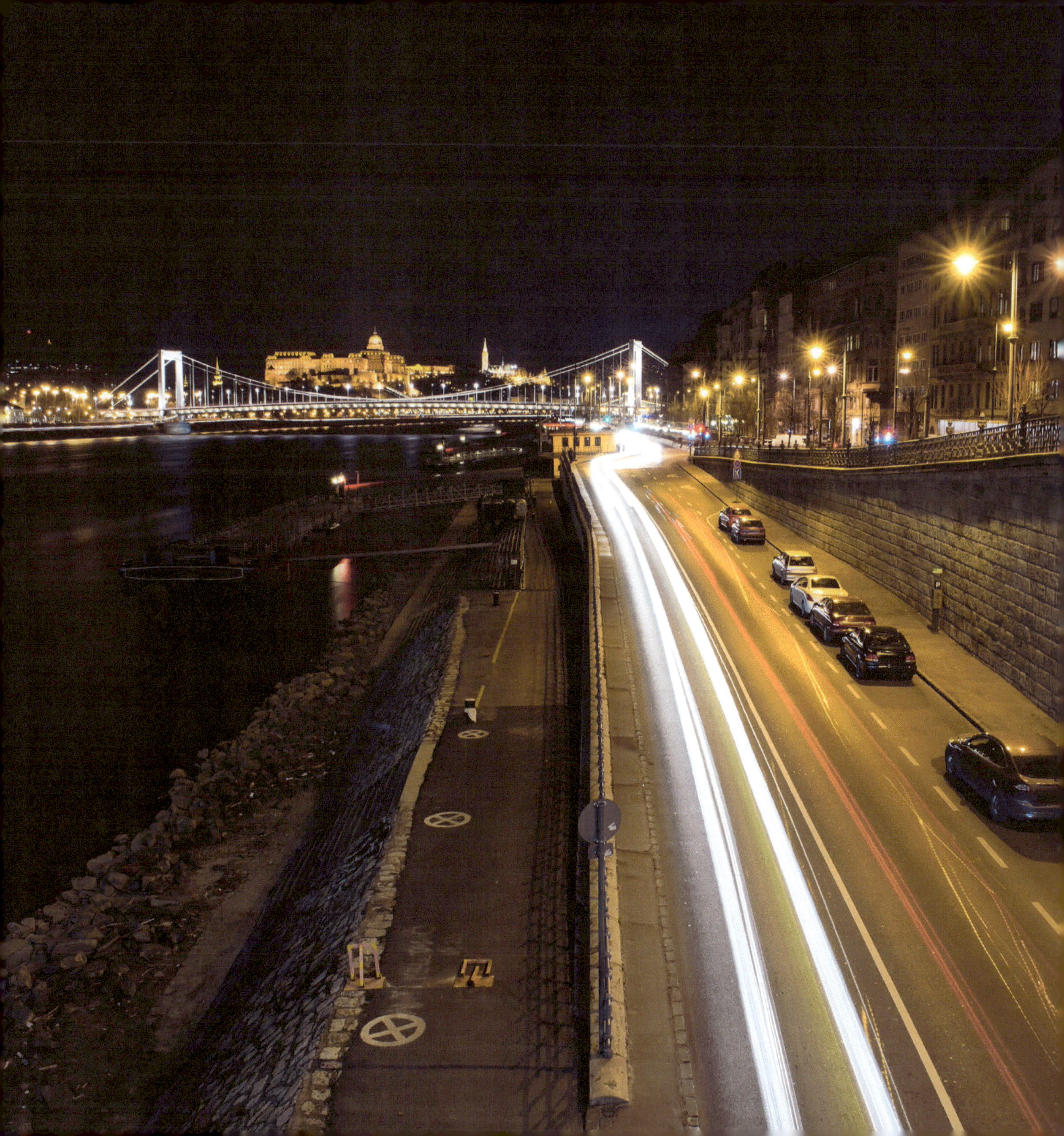

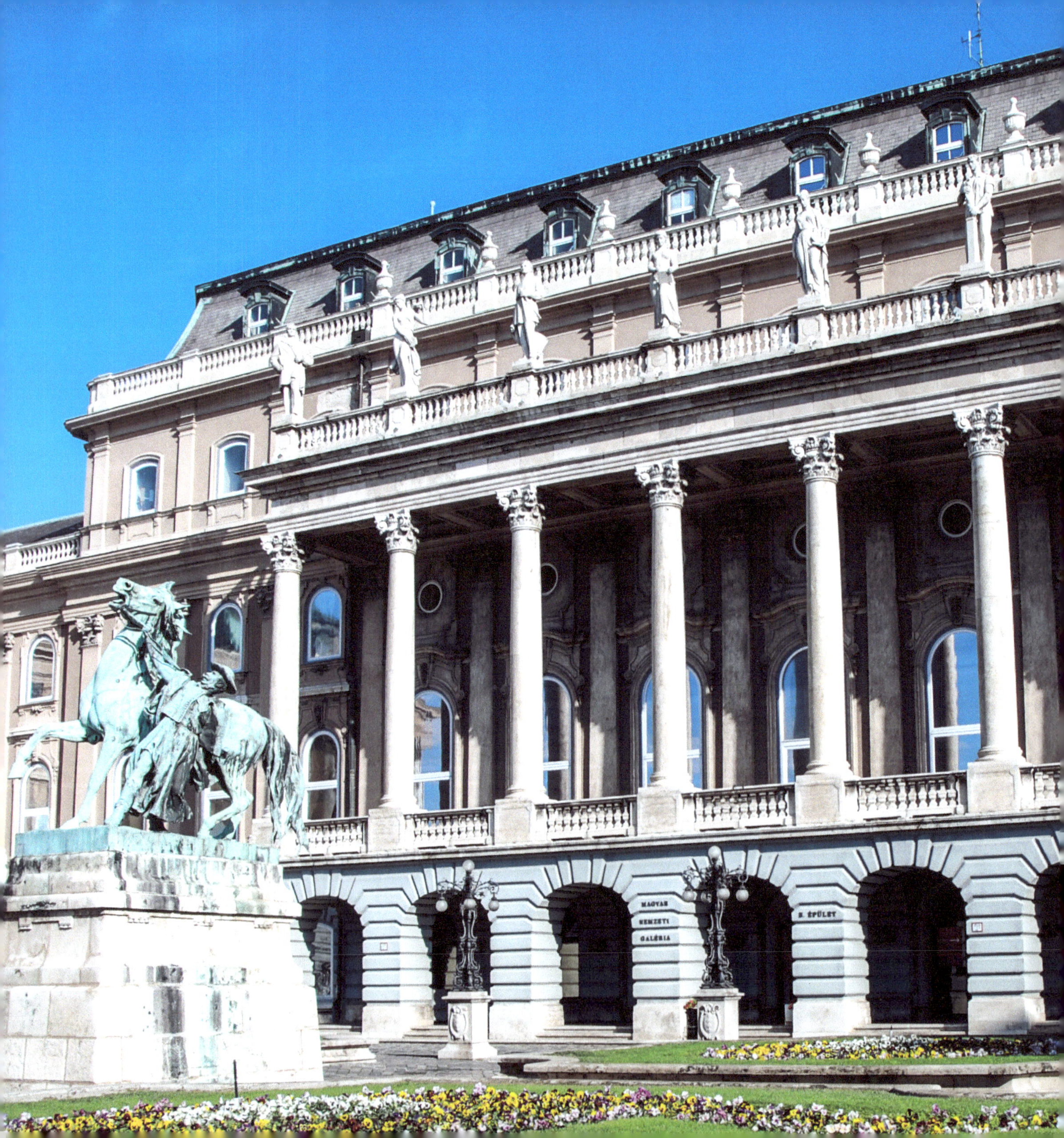
MAGYAR
NEMZETI
GALÉRIA
B. ÉPÜLET

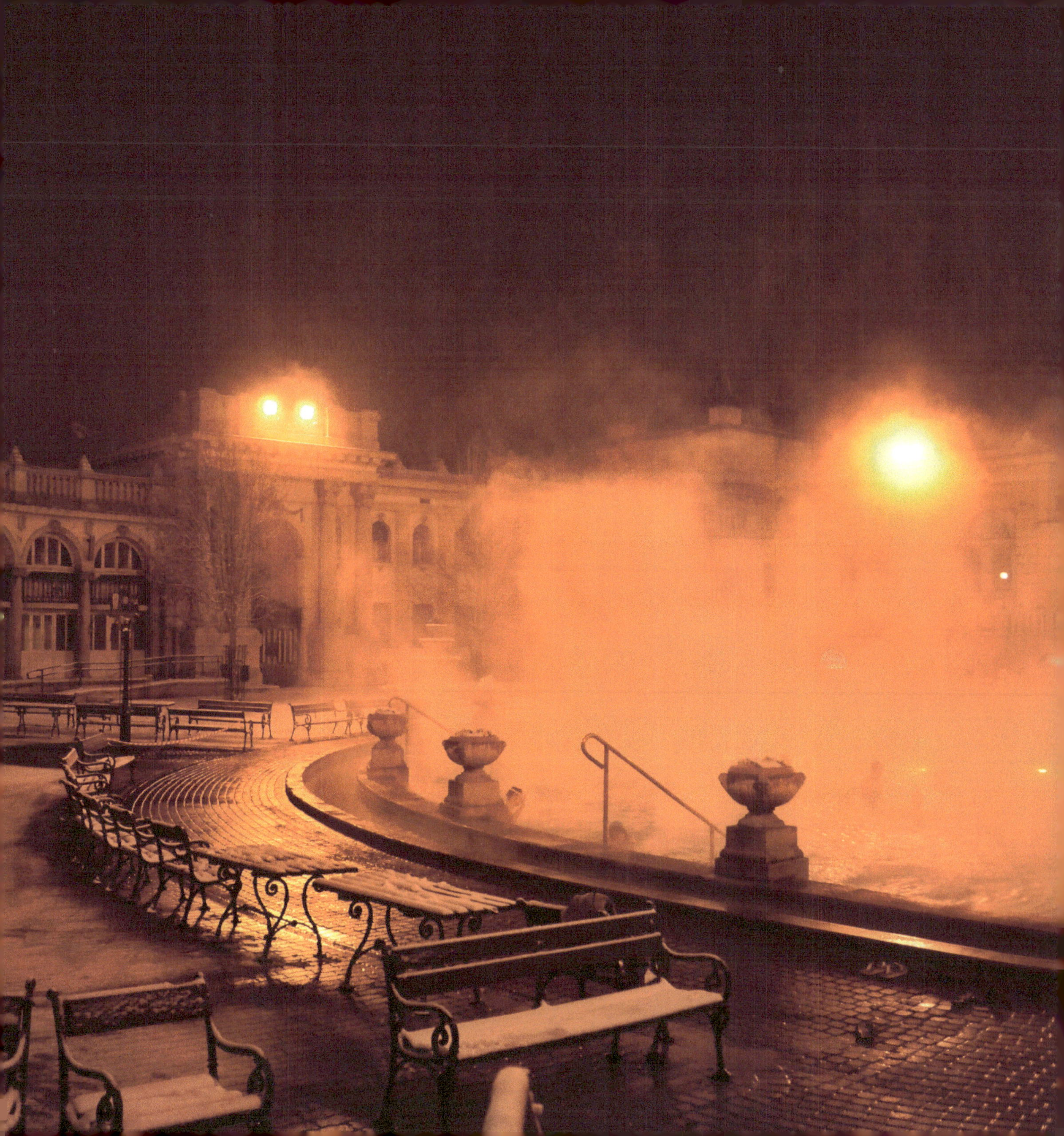

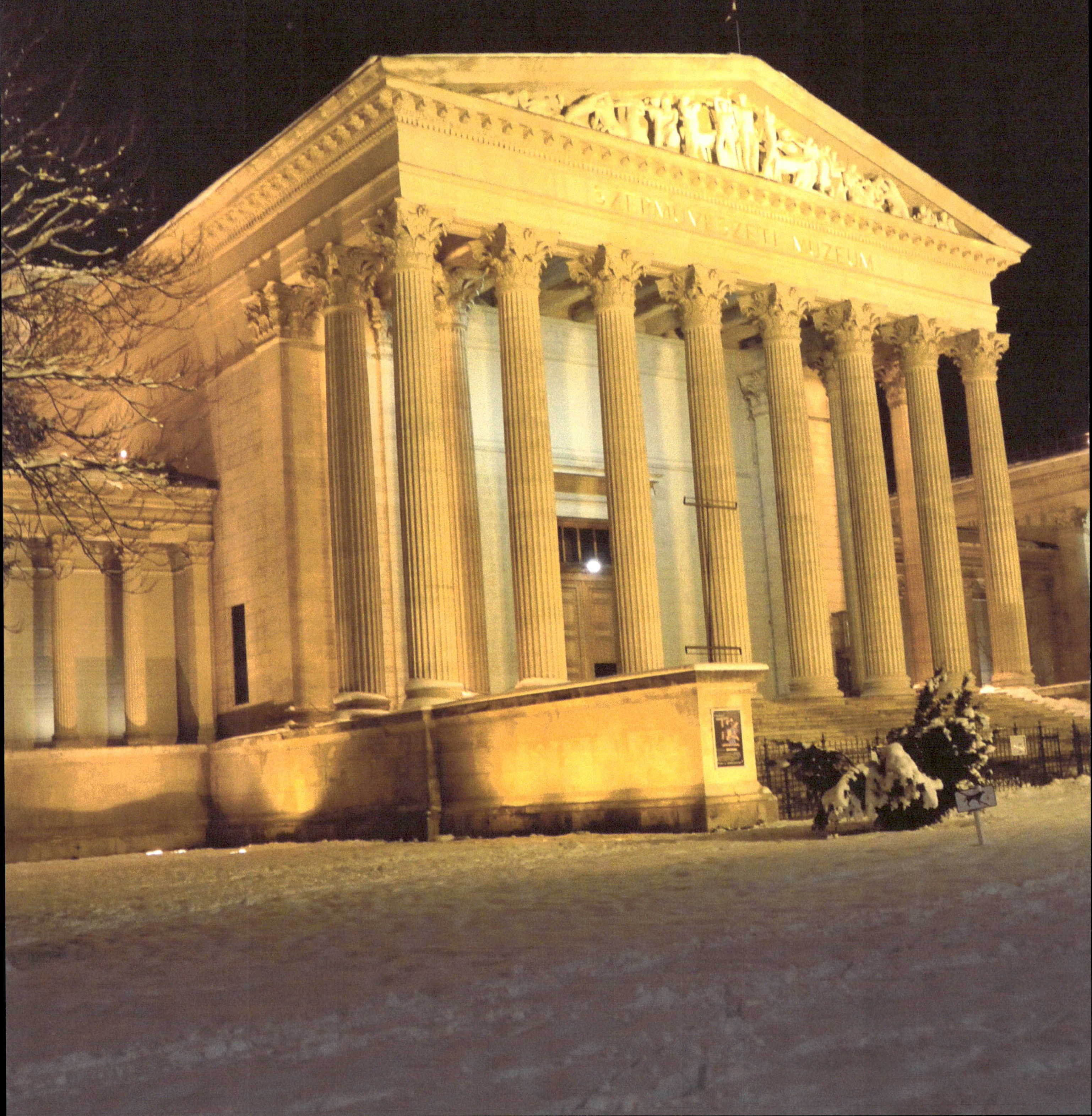

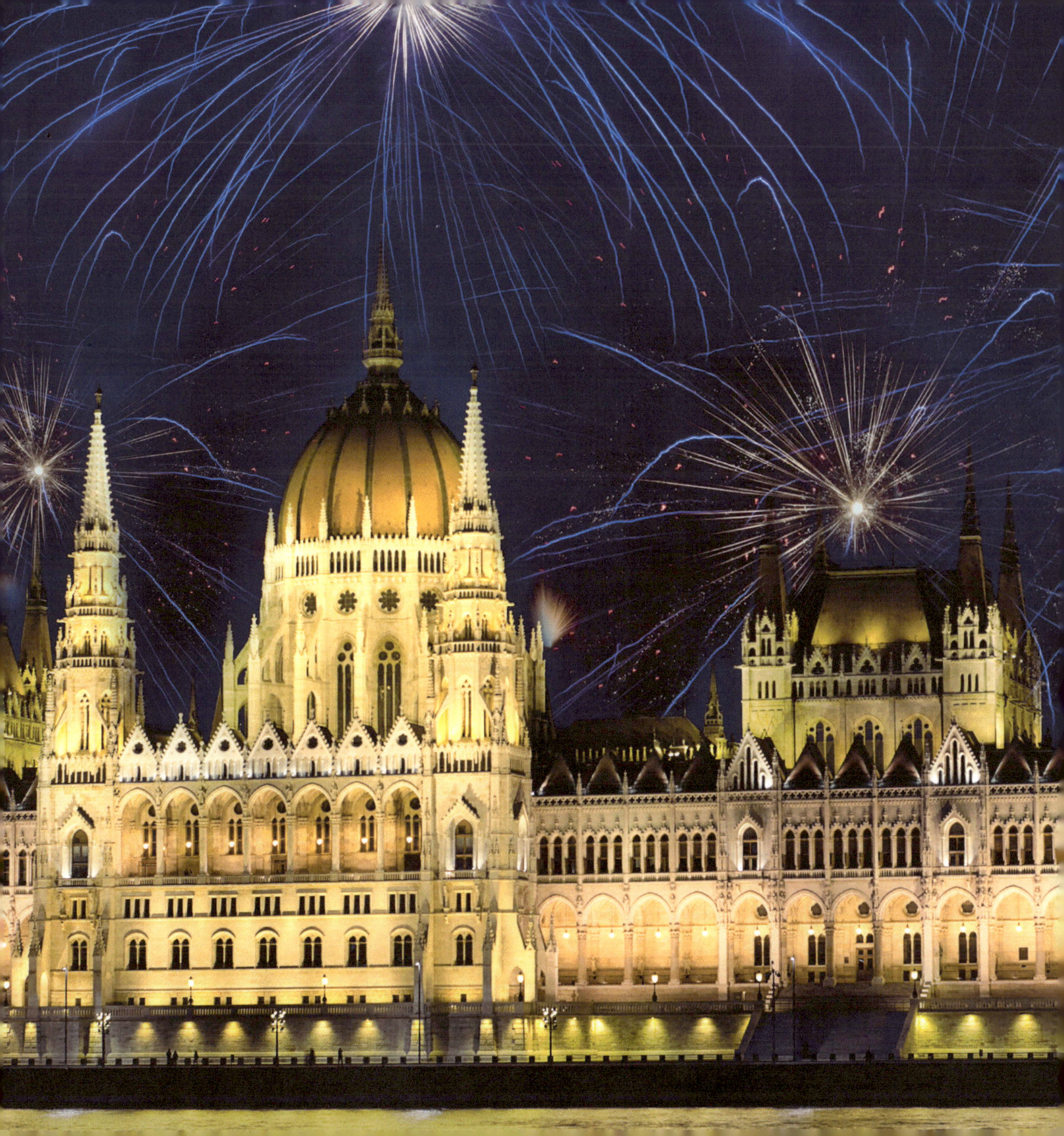

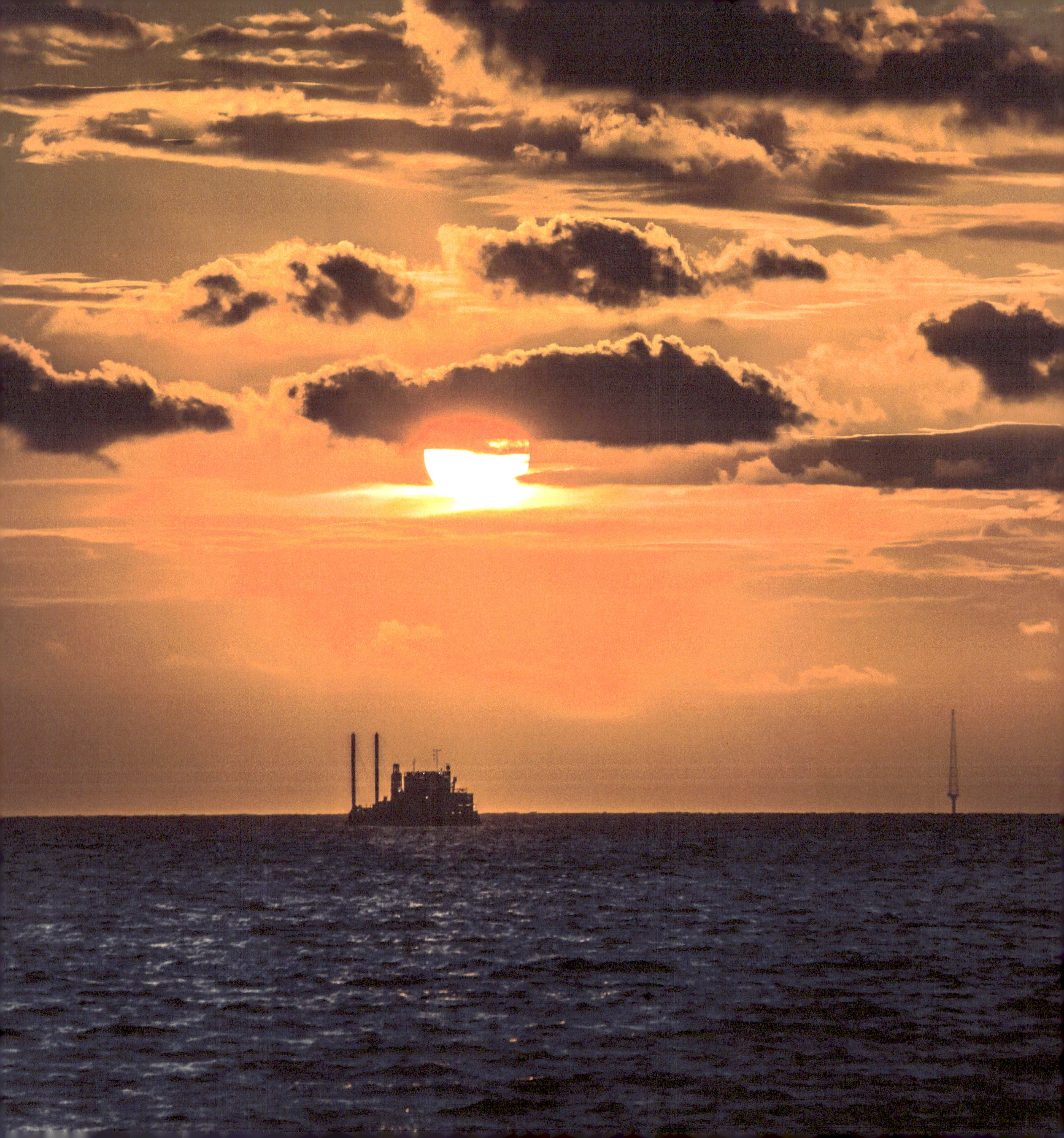

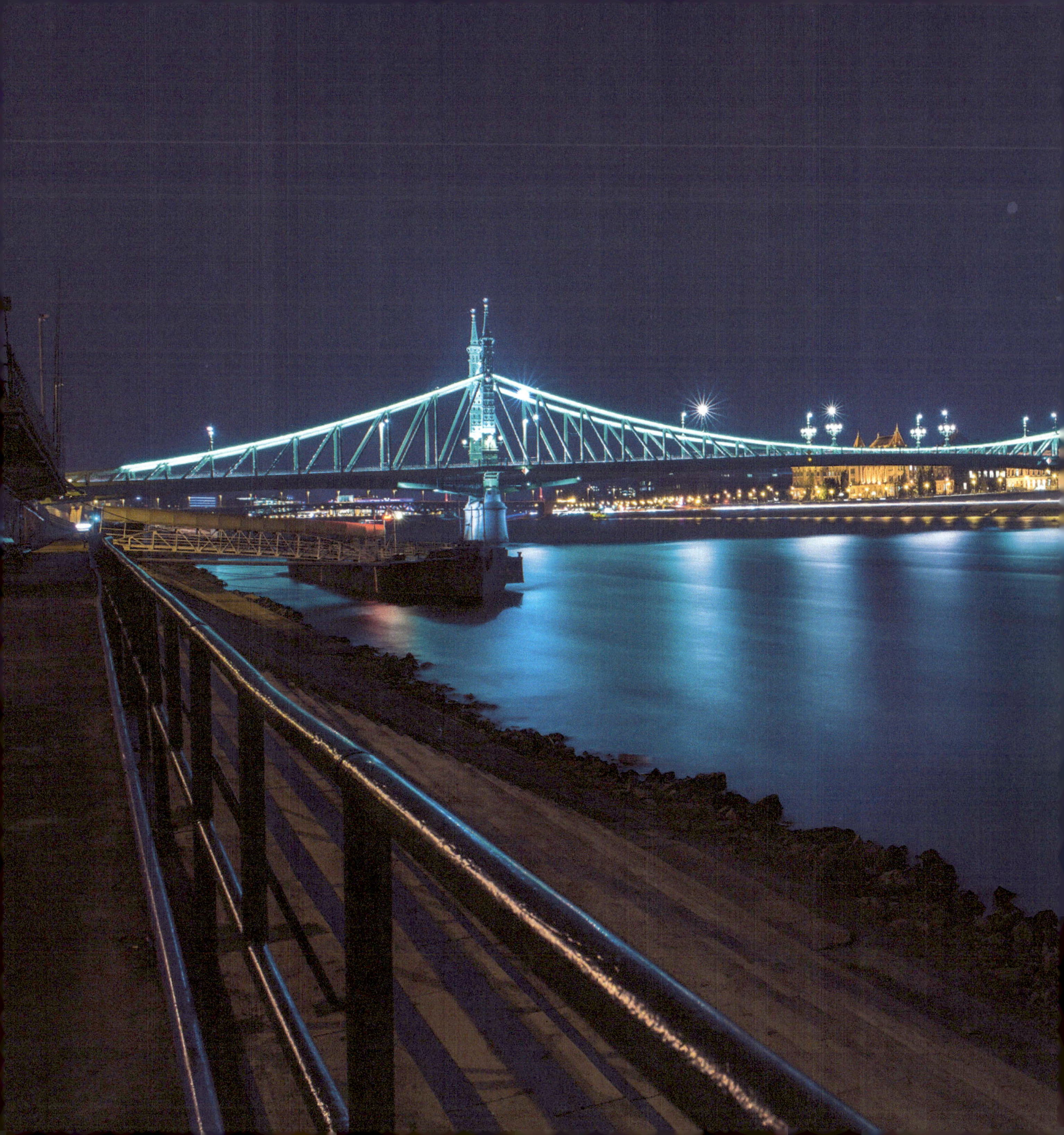

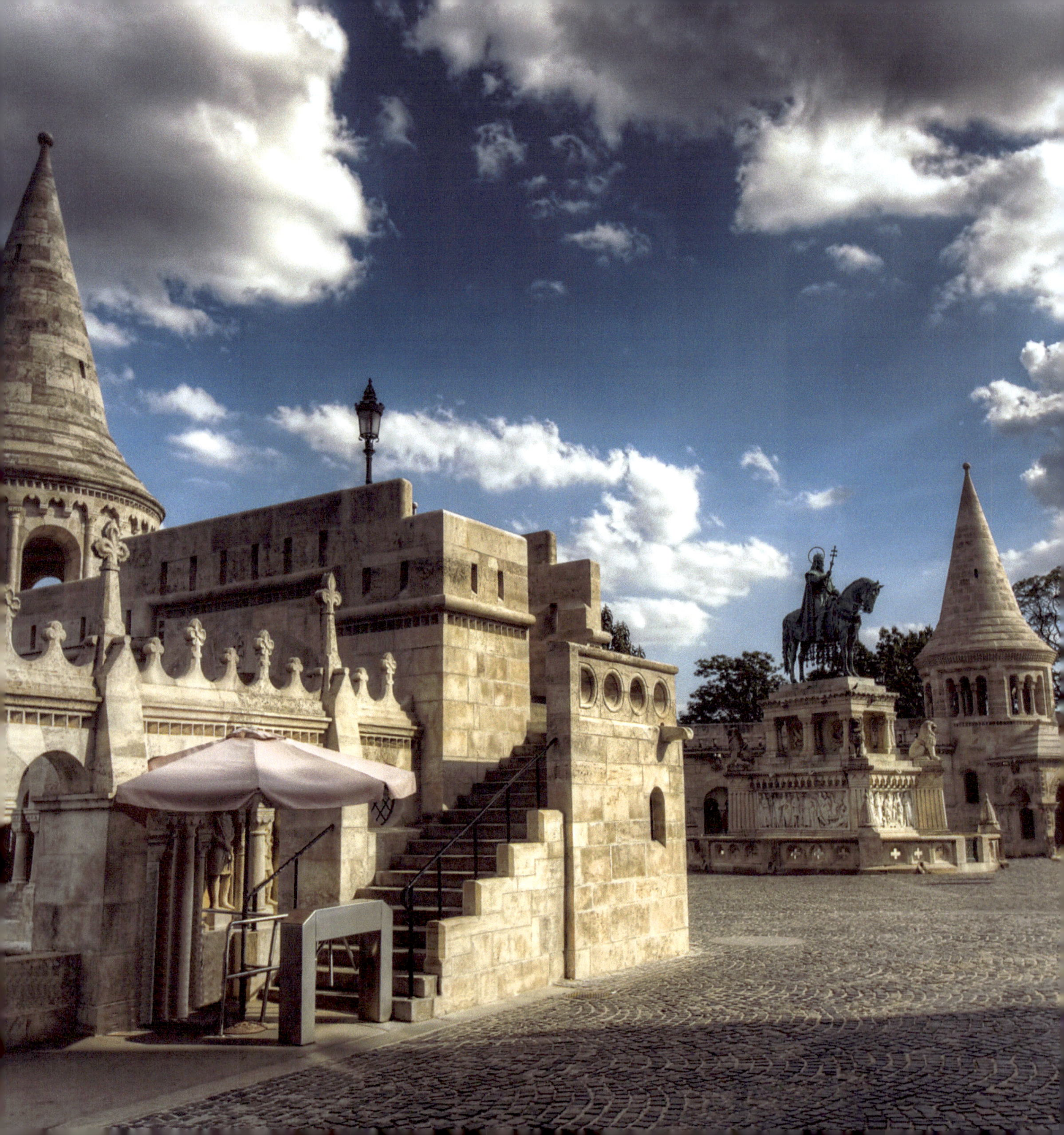

www.ingramcontent.com/pod-product-compliance
Lightning Source LLC
Chambersburg PA
CBHW040417220526
45473CB00004B/1266